Über die Wahrung der Würde des Menschen

Europäische Hochschulschriften

Publications Universitaires Européennes

European University Studies

Reihe XX

Philosophie

Série XX Series XX

Philosophie

Philosophy

Anthropology-Ethnology

Bd./Vol. 724

PETER LANG

Frankfurt am Main · Berlin · Bern · Bruxelles · New York · Oxford · Wien

Raphaela Steinmann

Über die Wahrung der Würde des Menschen

PETER LANG
Internationaler Verlag der Wissenschaften

Bibliografische Information der Deutschen Nationalbibliothek
Die Deutsche Nationalbibliothek verzeichnet diese Publikation in der Deutschen Nationalbibliografie; detaillierte bibliografische Daten sind im Internet über <http://www.d-nb.de> abrufbar.

Gedruckt mit Unterstützung des Bundesministeriums für Wissenschaft und Forschung in Wien.

ISSN 0721-3417
ISBN 978-3-631-57312-9

www.peterlang.de

Inhaltsverzeichnis

Abkürzungsverzeichnis

ES-Zellen	embryonale Stammzellen (embryonic stem cells)
EG-Zellen	embryonale Keimzellen (embryonic germ cells)
AS-Zellen	adulte Stammzellen
ESC-Linien	embryonale Stammzellenlinien
EC-Zellen	embryonale Krebszellen (embryonic cancer cells)
DNA	Desoxyribonukleinsäure
IVF	In-vitro Fertilisation
PND	Pränatale Diagnostik
PID	Präimplantationsdiagnostik
ABGB	Allgemeines Bürgerliches Gesetzbuch
BGB	Bundesgesetzbuch
EU	Europäische Union
UNESCO	United Nations Educational, Scientific and Cultural Organization
EMRK	Europäische Menschenrechtskonvention
B-VG	Bundesverfassungsgesetz
STGG	Staatsgrundgesetz
OGH	Oberster Gerichtshof
VfGH	Verfassungsgerichtshof
MRB	Menschenrechtsbeitrat
FmedG	Fortpflanzungsmedizingesetz
EschG	Embryonenschutzgesetz
DFG	Deutsche Forschergesellschaft
ALR	Allgemeines Landrecht für die Preußischen Staaten

1. Einleitung

Embryonale Stammzellenforschung ist ein aktuelles Thema, welches in den Grenzbereich des ethisch Erlaubten hineinreicht. Im gewissen Sinne werden ethische Vorstellungen durch technische Fortschritte überdeckt. Medizinisch-technische Errungenschaften beginnen an ethischen Moralvorstellungen zu rütteln. Dies löst vielfach Diskussionen und Konflikte aus. Es kommen Fragen auf, welche in früheren Zeiten nicht denkbar waren; nämlich ob dem Embryo als Solchem Würde zukommt oder ab wann menschliches Leben beginnt.

Das ethische Problem der embryonalen Stammzellenforschung liegt darin begründet, dass die Würde des Menschen den medizinischen Fortschritt aufzuhalten scheint, da diese verschiedene Eingriffe verbietet. Die Würde stellt jedoch aus moralischer Sicht eine fundamentale Eigenschaft des Menschen dar. Ohne Würdebegriff könnte der Mensch nicht moralisch handeln, da er sich nicht in die Lage des anderen versetzen könnte.

Embryonale Stammzellenforschung bringt einerseits Segen mit sich, da die Forscher hoffen, eines Tages schwere Krankheiten zu heilen und zu bekämpfen, wie beispielsweise Diabetes oder Herzkrankheiten. Es handelt sich hierbei um Zellen, welche sich zu allen möglichen Zellarten differenzieren können. Aus diesem Grund nehmen embryonale Stammzellen einen höheren Stellenwert als adulte Stammzellen ein.[1]

Im Rahmen der klinischen Forschung erhofft man sich, mit ES-Zellen Gewebeersatz zu züchten, besonders in Hinblick auf solche Gewebe, welche kaum oder gar keine Regenerationsvermögen aufweisen. Dies ist beispielsweise bei Nervengewebe der Fall.
Diskutiert wird die Anwendung bei verschiedene Krankheiten, wie Morbus Parkinson, Diabetes Typ 1 sowie Erkrankungen des *Herz-Kreislaufsystems.*

Es erscheint es denkbar, dass embryonale Stammzellen genetisch manipuliert werden können und durch eine Gentherapie zur Widerherstellung des Immunsystems eingesetzt werden können.[2] Andererseits stellt die embryonale Stammzellenforschung aus ethischer Sicht Fluch dar, da dadurch der menschliche Embryo

---

[1] Vgl. http://www.lexexakt.de/glossar/stammzellen.php, 25.5.08

[2] Vgl. http://www.drze.de/themen/blickpunkt/Stammzellen/index_html, 28.06.06.

instrumentalisiert wird und das menschliche Genom verändert werden kann. Der Mensch wird dadurch zur Ware degradiert.

Aus philosophischer Perspektive tun sich folgende Fragen auf: Ab wann ist ein Embryo eine Person und was macht den Personenbegriff aus? All diese Fragen können nicht mit einer einzigen Antwort beantwortet werden, wenn man nicht aus katholischer Perspektive argumentiert. Das Thema ist zu umfangreich, um nur aus einem Wissenschaftsbereich, wie mit der Philosophie zu argumentieren. Hier spielen verschiedene andere Bereiche und Meinungen herein.

Neben der Frage der embryonalen Stammzellenforschung und deren ethische Aspekte müssen auch die Folgen betrachtet werden. Werden Stammzellen allen Menschen zugänglich sein oder wird es zur Vermarktung des Menschen kommen? Es ist noch nicht absehbar, ob fremde Stammzellen den Menschen wirklich heilen können, da diese zu Abstoßungsreaktionen führen können.

Es befürworten auch homosexuelle Paare und einige Feministinnen diese Methode, um sich parthenogenetisch fortzupflanzen. Hierzu folgendes Zitat:

> *„Experience has shown that assisted reproduction is often preferred by lesbian couples. Instead of using donated sperm, cloning one of the partners could be considered. In addition, cloning would for the first time permit genetic reproduction of male homosexuals, although a woman would still be needed to donate an oocyte and carry pregnancy. Of course, such a woman would not be the genetic mother of the offspring, who would be the 'twin' of one of the males."*[3]

Die Methode des reproduktiven Klonens würde gleichgeschlechtlichen Paaren den Kinderwunsch ermöglichen, ist jedoch sehr riskant, da es dadurch zu einer hohen Missgeburtenrate kommen kann. Weiters kommt die Frage nach dem Lebensschutz auf.

Hier gibt es die unterschiedlichsten Meinungen von Seiten der Wissenschaft, Religion und Philosophie. All diese Bereiche müssen beleuchtet werden, um sich eine objektive Meinung bilden zu können.

---

[3] Vgl. Revel (1998), S. 183.

Forschung bedeutet Wissen und Wissen bedingt Macht. Macht braucht jedoch Kontrolle, um nicht missbraucht zu werden. Auch die embryonale Stammzellenforschung bedarf eines Kontrollinstruments, um ethische Richtnormen zu wahren. Daher sollte ein Konnex zwischen Gesetzen und Ethik bestehen.

> *„Der naturalistische Fortschritt stellt eine große Herausforderung für die ethische Selbstverständigung unserer Gesellschaft dar. Dies kann und muss geleistet werden durch eine umfassende öffentliche Debatte."*[4]

Tatsache ist, dass in Deutschland und Österreich der Würdebegriff mit dem theologischen Denken verwurzelt ist. Es gibt Befürworter und Gegner der embryonalen Stammzellenforschung, doch die Frage bleibt offen, was geschieht, wenn andere Länder mit Stammzellen forschen können und die katholischen Länder nicht. In den liberalen Ländern herrscht Wettbewerb. Jeder Forscher möchte zuerst publizieren und berühmt werden. Embryonale Stammzellenforschung ist daher ein brisantes Thema, bei welchem der Nutzen abgewogen werden muss im Sinne der Pflichtenkollision. Andererseits darf die Würde des Menschen durch die Kommerzialisierung nicht verloren gehen, denn die Wissenschaft versucht auch Profit daraus zu schlagen, wenn es kein Kontrollorgan gibt. Weiters werden gesetzliche Verbote oftmals durch Forscherdrang umgangen.

Es gibt unterschiedliche Interessen, die embryonale Stammzellenforschung heranzuziehen, doch der einzige Grund, diese Forschung zu betreiben, sollte nicht vergessen werden: Um zu Heilen. Darin liegt auch der hypokratische Eid begründet. Ob man Menschen mit embryonalen Stammzellen wirklich eines Tages heilen werden kann, ist noch ungewiss zum derzeitigen Standpunkt der Forschung. Es spielt die ethische Überlegung eine Rolle, ob man potentielles Leben zum Zweck eines anderen verwenden darf, um dessen Überleben zu sichern. Die Potentialität menschlichen Lebens stellt einen wichtigen Diskussionspunkt dar; nämlich ob Leben wirklich ab dem ersten Zeitpunkt an begonnen hat und beseelt ist, oder ob es sich erst zu Solchem entwickeln muss und später beseelt wird.

Natürlich darf nicht außer Acht gelassen werden, dass es sich bei der Embryonenspende auch um eine Blutspende handeln kann und daher dem Idealismus dient.

---

[4] Vgl. Friedl (2003), S. 54.

1.1. Ziel des Werks

In dieser Arbeit sollten die unterschiedlichen Argumente der embryonalen Stammzellenforschung dargelegt und dann daraus eine Conclusio entwickelt werden, welche die Würde des Menschen begründet. Hierzu werde ich zunächst die biologische Nomenklatur heranziehen, um die unterschiedlichen Methoden der Biotechnologie darzustellen und dann die Argumente dafür und dagegen darlegen.

Bezüglich der embryonalen Stammzellenforschung stellen sich folgende Fragen: Was bedeutet es, Person zu sein? Die Antwort ist einerseits im traditionellen Weltbild, in der Moral und schließlich in der Religion begründet. Nicht zu vergessen ist jedoch auch die Anthropologie, welche eine Trennung zwischen Mensch und Tier vornimmt und den Menschen in seinem Selbstverständnis definiert. Der Mensch beginnt in den Mittelpunkt des Weltgeschehens zu rücken.[5]

Die ethische Schutzwürdigkeit sollte hinterfragt werden und der Würdebegriff des Menschen aus hermeneutischer Perspektive dargelegt werden. Ich werde im Sinne der hermeneutischen Methode vorgehen, indem ich den Personen- und Würdebegriff zu interpretieren versuche bzw. der Frage nachgehe, was geschieht, wenn dieser dekonstruiert wird.

Ein Hauptschwerpunkt meines Werks liegt bei der Würde des Menschen und ihrer Definition. Die Würde des Menschen stellt das Hindernis dar, um mit embryonalen Stammzellen zu forschen. Die Definition des Würdebegriffs hängt von der jeweiligen Betrachtungsweise ab. Aus diesem Grund möchte ich die Würde als Solche definieren und auch auf den Begriff der Individualität eingehen. Würde kommt jedem Menschen zu, gleich in welchem Entwicklungsstadium, Geisteszustand oder körperlichem Zustand er oder sie sich befindet.

Um einen radikalen Vertreter zu nennen, welcher gegen den Würdebegriff des Menschen argumentiert, sei *P. Singer* genannt. Er ist der Meinung, dass genetisch defekten Embryonen keine Würde zukommt, da sie nicht im Besitz der Vernunft sind. Er spricht von einer neuen Definition von Werten. Diese lassen sich nicht an intuitiv und religiös geprägten Normen orientieren, sondern sind an den objektiv Gegensatz dazu den höheren Säugetieren, wie den Menschenaffen Würde und Achtung zu, da diese im Vergleich zu den „nicht lebenswerten Men-

---

[5] Vgl. Hügli und Lübcke (2000), S.44.

schen" ein höher entwickeltes Gehirn aufweisen. Schwerstbehinderte Neugeborene werden als vorliegenden Fähigkeiten und Bedürfnissen, wie sie Menschen und Tieren eigen sind, zu bemessen.[6] Diese Unterscheidung wurzelt jedoch meiner Meinung nach nicht in moralischen Vorstellungen, da den behinderten Menschen Würde abgesprochen wird.
P. Singer versucht mit seinen Thesen gegen menschliches Leben zu argumentieren, obwohl er andererseits deren Glückseligkeit betont, welche ohne Behinderung realisiert wird.

Es handelt sich bei diesem Thema um Grenzfragen, die eine Richtlinie vorgeben können, welche aber nicht eingehalten werden muss. Es bleibt schließlich dem Gesetzgeber überlassen, embryonale Stammzellenforschung zuzulassen oder sie zu verbieten. Hierin ist ersichtlich, dass sich moralische Vorstellungen nicht unbedingt mit dem Gesetz decken müssen.

1.2. Hermeneutische Methode

Hermeneutik stammt aus dem Griechischen und bedeutet so viel wie: Auslegung, Dolmetschen und Erklären eines Textes. Ihre Leistung besteht darin, einen Sinnzusammenhang aus einer anderen Welt in die Eigene zu übertragen. Die Hermeneutik wird sowohl in der Theologie, der Philosophie also auch in der Jurisprudenz angewendet, um den Sinn eines Textes zu erfassen. Die Hermeneutik versucht den verdeckten oder entstellten Sinn eines Begriffs aufzusuchen und zu erneuern. Sie legt originäre Quellen aus, um ein neues Verständnis für etwas zu gewinnen, das durch Verzerrungen, Entstellung oder Missbrauch nicht ersichtlich ist. Vorbildliches sollte neu geltend gemacht werden, im selben Sinne, wie wenn es sich um eine Götterbotschaft, die Auslegung eines Orakelspruches oder eines Gesetzes handelt.

> *„Die Hermeneutik wird dem gewiss heute nicht einfach folgen können und keine neue Allegorese inthronisieren. Denn hier wäre eine Sprache der Schöpfung vorausgesetzt, durch die Gott zu uns spricht. Wohl aber ist der Erwägung nicht auszuweichen, dass nicht nur in Rede und Schrift, sondern in alle menschliche Schöpfungen Sinn eingegangen ist, den herauszulesen eine hermeneutische Aufgabe ist."*[7]

---

[6] Vgl. Hügli und Lübcke (2000), S.578.

[7] Vgl. Ritter (1989), S. 1071

Die philosophische Hermeneutik kommt zum Ergebnis, dass Verstehen nur so möglich ist, dass der Verstehende seine eigenen Voraussetzungen ins Spiel bringt. Der Interpret eines Textes muss dessen Sinn ergründen und dies geschieht durch das Verstehen.

Man muss zunächst verstehen, was ein Embryo ist und welche Rechte ihm zukommen. Dann erst kann ein Urteil bzw. Schluss gezogen werden. Hierzu sei angemerkt, dass das Problem in Bezug auf den Embryo bestehen bleibt, wie man ihn definiert.

Die Hermeneutik besitzt ihre eigenständige Thematik, denn sie lässt sich nicht legitim in die Logik eingliedern. Sie geht über den logisch fassbaren Aussagengehalt hinaus. *P. Ricoeur* meinte beispielsweise, dass man sich als Mensch selbst distanzieren muss, um sich und seine Erzeugnisse zu verstehen. Der Mensch muss lernen sich zu objektivieren mit Hilfe kultureller Symbole und sozialen Institutionen. Ein solch vermitteltes Verständnis nennt er Auslegung.[8] Diese Auslegung spielt in den Bereich der embryonalen Stammzellenforschung ein: Wie kann die Schutzwürdigkeit des Menschen begründet werden? Dies geschieht im Sinne der Selbstreflexion und erinnert an Platons Höhlengleichnis. Die hermeneutische Anstrengung gelingt überall dort, wo

> *„Welt erfahren, Unvertrautheit aufgehoben wird, wo Einleuchten, Einsehen und Aneignung erfolgt, und am Ende auch dort, wo die Integration aller Erkenntnis der Wissenschaft in das persönliche Wissen des Einzelnen gelingt.“*[9]

Die Hermeneutik rückt universal verstanden in den Bereich der praktischen Philosophie, da sie Texte auslegt. Es handelt sich im gewissen Sinne um eine Theorie der Praxis und nicht eine Technik oder Verwissenschaftlichung der gesellschaftlichen Praxis.[10]

1.3. Juristische Standpunkte im Gegensatz zu ethischen Überlegungen

Der Mensch besitzt von Natur aus verschiedene Rechte und Pflichten. Weiters kommt ihm Würde zu, welche bereits in den antiken philosophischen Schriften

---

[8] Vgl. Hügli und Lübcke (2000). S. 280.

[9] Vgl. Ritter (1974), S. 1062-1074.

[10] Vgl. Ritter (1974), S.1071-1072.

wie der „*Nikomachischen Ethik*" des *Aristoteles* dargelegt wurde. Gerechtigkeit und Würde gehen daher Hand in Hand. Hierzu folgendes Zitat:

> *„Bei Gerechtigkeit und Ungerechtigkeit haben wir zu prüfen, im Bereiche welcher Handlungen sie sich entfalten, ferner, welche Art von Mitte die Gerechtigkeit ist und zu welchen Extremen das Gerechte ein Mittleres bildet. Unsere Untersuchung soll nach derselben Methode geschehen wie bisher."*[11]

Aus diesem Zitat kann die Schlussfolgerung abgeleitet werden, dass niemand zum Zweck eines Anderen instrumentalisiert werden sollte, um das gerechte Handeln zu wahren. Es ist zum Beispiel nicht gerecht, jemanden zu töten, um einen anderen überleben lassen. Hier spielt wiederum die Pflichtenkollision herein, die besagt, dass Leben geschützt werden muss, welches eher als Leben definiert werden kann. Nun kommt die Frage nach der Würde des Embryos auf.

Zunächst zur Würde des Menschen im Allgemeinen:
Die Würde des Menschen ist unantastbar und sie kommt jedem zu, egal welcher Rasse, welchem Geschlecht oder welcher Herkunft er/sie ist. Diese Würde ist verfassungsrechtlich gesichert. Dieses Grundrecht darf durch keinerlei Forschungsmethoden verletzt werden. *G. Luf*, meinte:

> *„Der Rekurs auf die Menschenwürde spielt, das ist der zweite Aspekt, auch in den grundrechtsdogmatischen Diskussionen um die Grenzen der Forschungsfreiheit eine wichtige Rolle. Denn im Unterschied zu den anderen Grundrechten ist die Forschungsfreiheit ein vorbehaltlos gewährleistetes Grundrecht. Dies bedeutet zwar nicht, dass sie schrankenlos gewährleistet ist, wohl aber, dass diese Schranken nur aus der Verfassung selbst, insbesondere aus grundrechtlich garantierten Rechten anderer abgeleitet werden müssen. Insofern besitzt die Frage nach dem grundrechtlichen Status des Embryos besondere Bedeutung. Spricht man nämlich diesem Menschenwürde zu, dann sind den Ambitionen einer ‚verbrauchenden' Embryonenforschung deutliche Schranken gesetzt."*[12]

Es sei auch erwähnt, dass jeder Mensch nach *§ 16 ABGB* rechts- und pflichtfähig ist. Dies trifft auch auf den „*Nasciturus*" zu, welcher noch nicht geboren worden ist. Diesem werden jedoch nur bedingte Rechtspositionen eingeräumt. „*Nasci-*

---

[11] Vgl. Aristoteles (1969), S.119.

[12] Vgl. Luf in Körtner (2003), S. 41.

turi“ werden bezüglich ihrer Rechte als „Geborene“ angesehen. Diese Rechtsstellung verwirklicht sich allerdings durch die spätere Lebendgeburt.[13] Aus dieser Definition lässt sich erschließen, dass ein Embryo noch keine Person ist und sein kann. Erst mit der Geburt kommen dem Menschen Rechts- und Pflichtfähigkeit zu, die ein nicht implantierter Embryo noch nicht besitzt.

Ich möchte in den entsprechenden Kapiteln über die Gesetzeslage einzelner Länder eingehen, in welchen die embryonale Stammzellenforschung zugelassen wird und in welchen nicht. Es sei jedoch erwähnt, dass auch im Recht nicht immer ethisch argumentiert wird, denn der Embryo als Solcher erscheint in einigen Ländern Europas nicht schützenswert. Ich möchte aufzeigen, dass das Recht auch Mängel und Lücken aufweisen kann. Tatsache ist jedoch, dass Recht mit Gerechtigkeit einhergehen sollte. Hierzu folgendes Zitat:

> *„Wenn man nämlich heute zur politischen Argumentation – mit positivistisch reduzierten – formaljuristischen Argumenten neigt, vergisst man nicht nur auf den spirituellen Hintergrund, sondern auch auf die Gerechtigkeit selber, wie Friedrich Hayek sie sogar als Fata Morgana bezeichnete, man bestreitet den Auftrag des Rechts, Gerechtigkeit herzustellen, wodurch Maßnahmen zum Abbau des Sozialstaates gerechtfertigt werden. Daher sollte wohl der geistige Entstehungsprozess nachgezeichnet und das spirituelle Element der Gerechtigkeit wieder neu bewusst gemacht werden.“*[14]

Aus diesem Zitat ist zu entnehmen, dass das Recht in medizinethischen Fragestellungen verstärkt auf ethisches Bewusstsein zurückgreifen sollte, um als Kontrollinstanz zu fungieren. Natürlich muss in diesem Zusammenhang auch festgehalten werden, dass es ungerecht ist, einem schwer kranken Menschen medizinische Hilfe nicht zu gewähren.

1.4. Der Würdebegriff des Menschen

Hier sei auf *A. Schweitzer* verwiesen, welcher vom Würdebegriff des Menschen ausgeht. Jedem Lebewesen kommt Würde zu, gleich welchen Status es einnimmt. Niemand darf aufgrund mangelnder Eigenschaften in seiner Würde verletzt werden. Hierin liegt die Ehrfurcht vor dem Leben begründet. Der Huma-

---

[13] Vgl. Krejci / Pieler (2005/06), S.21

[14] Vgl. Bader (2005), S.559.

nismus äußert sich darin, dass jedes Leben schützenswert ist, unabhängig von seinen tatsächlichen Eigenschaften.

Die Achtung vor dem menschlichen Leben bedeutet, dass die Würde mit dem Menschsein gleichgesetzt wird. Es kann das Postulat aufgestellt werden, dass menschliches Leben ohne Würdebegriff an Wert verlieren würde und die Menschlichkeit auf einen kleineren Bereich reduziert würde.
A. Schweitzer meint, dass:

> *„Die in dem denkend gewordenen Willen zum Leben entstandene Ehrfurcht vor dem Leben enthält Welt- und Lebensbejahung und Ethik ineinander und miteinander. Sie kann also nicht anders, als fort und fort sind alle Ideale ethischer Kultur denken und wollen und sie mit der Wirklichkeit in Auseinandersetzungen bringen.“*[15]

Weiter meint er, dass Leben erhalten bleiben und nicht zerstört werden sollte. Sittlichkeit begründet sich darin, die Fremdheit den Anderen gegenüber abzulegen und die Umgebung mitzuerleben und mitzuleiden. Eine wichtige Eigenschaft des Menschen stellt das Mitleiden dar. Dies ist keine Fähigkeit der Natur, denn diese handelt in grausamer Weise. Die Natur bringt dem Menschen keine Würde entgegen.[16]

Würde und Humanität kommt im Speziellen dem Menschen zu, da er sich in seiner Gattung wertschätzt und als soziales Wesen bezeichnet werden kann. Die Würde stellt subjektive Bereitschaft zur solidarischen Anerkennung dar, menschlichen Wesen in Ehrfurcht zu begegnen, so *E. Bader*.

1.5. Stammzellenforschung – interdisziplinär betrachtet

Embryonale Stammzellenforschung findet am Menschen statt. Der Mensch dient durch die Stammzellenforschung gewissermaßen dem anderen Menschen als Ersatzteillager. Durch die Zellentnahme wird der Embryo geopfert, da er für den anderen eine Heilungschance darstellt.

Das Christentum argumentiert jedoch für die unabdingbare Würde und Schutzwürdigkeit des Embryos, nicht so jedoch das Judentum und der Islam. Im Juden-

---

[15] Vgl. Schweitzer (1966), S. 44.

[16] Vgl. Schweitzer (1966), S31-34.

tum beispielsweise gilt der Embryo erst ab dem 40. Tag als Mensch und im Islam darf der Embryo zu Forschungszwecken verwendet werden, wenn Heilungschancen erwartet werden dürfen. Hierin ist ersichtlich, dass auch in den 3 Weltreligionen Uneinigkeit bezüglich der Würde des Menschen herrscht.

Es gibt daher unterschiedliche Auffassungen, wann menschliches Leben beginnt und wann nicht. Hier spielen, wie bereits erwähnt, gesellschaftliche, theologische und strafrechtliche Aspekte herein.

Die Würde des Menschen findet sich bereits im Christentum. Hier sei auf das Werk von *Karol Wojtyla* (*Papst Johannes Paul II*) verwiesen. In seinem Werk „*Über die Königswürde des Menschen*" meint er, dass der Mensch am Königsamt von *Jesus Christus* teilhaben kann. Königswürde bedeutet die unwiderlegbare Würde des Menschen, welche seine absolute Schutzwürdigkeit begründet. Dem Menschen sollte vor den neuen Technologien Würde und Vorrang zukommen. Der „Geist" steht daher über der Materie.[17]

K. Wojtyla geht es um das Subjekt der Verantwortung und dies ist der Mensch. Der Mensch besitzt ein Gewissen, Vernunft und Verstand, um sich seines Handelns bewusst zu werden. Daher fordert *K. Wojtyla* die Achtung der Religion, welche die Würde des Menschen fundiert. In einem Zitat hierzu heißt es:

> *„Wir beanspruchen kein Privileg, sondern die Achtung eines elementaren Rechts. Die Verwirklichung dieses Rechts ist eine der grundlegenden Problem für den wahren Fortschritt des Menschen in jedem Regime, in jeder Gesellschaft, in jedem System und in jeder Lage."*[18]

Bei *K. Wojtyla* ist die Ethik mit der Religion verbunden. Die Religion lässt wiederum kaum Forstschritte in der Medizin zu. Dies finden jedoch sowohl religiöse als auch nicht religiöse Menschen nicht ethisch gerechtfertigt, denn dadurch kann der Fortschrittswille gestoppt werden. An dieser Stelle kommt jedoch die Frage auf, wo die Grenzen des Fortschritts liegen und der Mensch als Solcher in seiner Freiheit eingeschränkt werden kann bzw. ob nicht humanere Techniken gefunden werden können.

---

[17] Vgl. Woytila (1997), S.273.

[18] Vgl. Woytila (1997), S. 278.

Da die embryonale Stammzellenforschung in noch nicht absehbarer Zeit dem Menschen Heilungschancen verspricht, muss der Würdebegriff definiert werden. Würde ist im Speziellen im Christentum verankert, nicht so stark beispielsweise in der Philosophie oder Jurisprudenz, da es unterschiedliche Ansichten und Gesetzeslagen gibt.

In der Naturwissenschaft gibt des keinen Würdebegriff im moralischen Sinne, da die Natur nach dem Kausalitätsschema vor sich geht. Dies bedeutet, dass auf eine Ursache eine Wirkung folgt.

Aus philosophischer Perspektive gibt es auch unterschiedliche Meinungen zum Würdebegriff. Hier sei beispielsweise auf *I. Kants* kategorischen Imperativ verwiesen. Dieser besagt, den Menschen niemals als Mittel zu gebrauchen, sondern höchstens als Zweck. Zweck würde in diesem Sinne bedeuten, dass der Embryo verwendet werden darf, um einen Schwerstkranken am Leben zu erhalten.

Diesbezüglich gibt es jedoch unterschiedliche Auslegungen, ob der kategorische Imperativ bereits auf den Embryo angewendet werden kann, da es sich hierbei noch nicht um ein vernunftbegabtes Lebewesen handelt. So lautet jedenfalls eines der Argumente von Befürwortern der embryonalen Stammzellenforschung.

1.6. Mittel zum Zweck?

I. Kant meinte, dass kein Lebewesen aufgrund der Zweck-Mittelrelation instrumentalisiert werden darf. Bis wohin reicht jedoch dieses Instrumentalisierungsverbot und wie kann es umgangen werden?

Aus Sicht des Utilitarismus erscheint die embryonale Stammzellenforschung unbedenklich, da dadurch die Interessen des Lebenden in den Vordergrund gerückt werden können.

Der Utilitarismus wird jedoch häufig kritisch hinterfragt, da dieses Ziel in der Realität nicht leicht ausgeführt werden kann. Hier kommt die Frage nach der Gerechtigkeitstheorie von *J. Rawls* auf. *J. Rawls* forderte gerechte Verteilung und versuchte die Position der Schwachen gegenüber den Starken zu begünstigen.

In seinem Werk „*A Theory of Justice*“ spricht er von Gerechtigkeitserwägungen, die durch den *Schleier des Nichtwissens* erzeugt werden. Dieser besagt, dass bei den einzelnen Mitgliedern, jeder weder seine natürliche noch seine gesellschaftliche Lage kennt und deshalb die Standpunkte aller Gesellschaftsmitglieder berücksichtigt werden.

Jede Person bringt daher bei der Prinzipienwahl ihr rationales Selbstinteresse zum Vorschein. Dadurch kommt es zum Gedanken der Verallgemeinerung, d.h. jeder handelt so, wie er auch gerne behandelt werden möchte, indem sich jeder Einzelne die Frage stellt: Wäre es möglich darüber einen Vertrag unter Einbeziehung aller anderen Betroffenen und ihrer Interessen zu schließen? Bezüglich der embryonalen Stammzellenforschung würde dies bedeuten, dass Leben nicht zu eigenen Zwecken vernichtet werden darf.

Die 2 Grundsätze lauten:

1. *Jede Person hat den gleichen unabdingbaren Anspruch auf ein völlig adäquates System gleicher Grundfreiheiten, das mit demselben System von Freiheiten für alle vereinbar ist.*
2. *Soziale und ökonomische Ungleichheiten müssen zwei Bedingungen erfüllen: Erstens müssen sie mit Ämtern und Positionen verbunden sein, die unter Bedingungen fairer Chancengleichheit allen offen stehen (Prinzip fairer Chancengleichheit).*
   Zweitens müssen sie den am wenigsten begünstigten Angehörigen der Gesellschaft den größten Vorteil bringen.[19]

Beide Grundsätze spielen bezüglich der embryonalen Stammzellenforschung eine wichtige Rolle, denn es werden sowohl die persönlichen Rechte, als auch die Verteilungsgerechtigkeit im Falle der Zulassung von embryonaler Stammzellenforschung behandelt.

Seine Theorie ist im Phasenmodell begründet. Dieses beruht auf den Grundrechten der Menschenrechte, um Ungleichheiten auszugleichen. Dennoch wird auch sein System kritisiert, da Freiheit um deren Freiheit Willen eingeschränkt wird. Diese beiden Prinzipien sind wiederum im Sinne der lexikalischen Ordnung zu verstehen. Das Prinzip gleicher Grundfreiheiten hat Vorrang vor dem Prinzip der Rechtfertigung von Ungleichheit. Innerhalb des zweiten Prinzips hat das Prinzip der fairen Chancengleichheit Vorrang vor dem Differenzprinzip.[20]

---

[19] Vgl. Luf (2005/06), S. 93.

[20] Vgl. Luf (2005/2006), S.92-94.

In Bezugnahme auf die embryonale Stammzellenforschung wäre das Modell so zu verstehen, dass dem Embryo Schutzwürdigkeit zukommt, da dies ein Menschenrecht darstellt. Weiters stellt das Adjektiv „menschlich" Einzigartigkeit gegenüber der Spezies Tier dar.

Menschlich zu sein bedeutet, verschiedene Eigenschaften aufzuweisen, die dessen Schutzwürdigkeit implizieren. Die Anthropologie beschäftigt sich im Speziellen mit der Lehre vom Menschen. Dies bedeutet, dass der Mensch die Fähigkeit zur Objektivierung, der Distanzierung und der Vergegenständlichung besitzt. Dies zeichnet ihn gegenüber dem Tier aus.[21]

Humanität steht für die Natur des Menschen und die spezielle Bezeichnung seines Wesens. Der Mensch ist nicht auf bestimmte Verhaltensweisen und Lebensformen festgelegt. Er ist ein offenes Wesen mit außergewöhnlich weitem Spielraum, innerhalb dessen er als Einzelner, als Klein- oder Großgruppe sich unterschiedlich entwickeln kann.

Man wird nicht erst durch biologische Prozesse zu einem humanen Wesen, sondern durch die Selbsterziehung und die freie Sinnstiftung zu einem konkreten Menschen. Humanität definiert sich daher als eine Aufgabe, welche die Menschen in einem nie abgeschlossenen Prozess der Bildung, der Selbstfindung und des Selbstentwurfs näher definiert.[22] *U. Körtner* meint in diesem Zusammenhang, dass das Thema der medizinischen Anthropologie darin begründet liegt, nicht nur das menschliche Leiden und die Begrenztheit der Lebensdauer zu betrachten, sondern auch den Sinn und die Grenzen des ärztlichen Handelns, die Erfahrung der Ohnmacht und des Scheiterns zu hinterfragen.

Es müssen auch die jeweiligen Menschenbilder beachtet werden, die Arzt und Patient haben; nämlich ihr Verständnis von Gesundheit, Krankheit und Lebenssinn. Diese Vorstellungen weichen unter Umständen voneinander ab.[23]

Es kommt an dieser Stelle die Frage auf, welchen Wert der Embryo einnehmen würde, wenn die embryonale Stammzellenforschung zugelassen wäre. Es besteht daher ein Diskurs zwischen Differenz- und Nutzenprinzip. Letzteres ist am Utilitarismus orientiert.

---

[21] Vgl. Hügli und Lübcke (2000), S.45.

[22] Vgl. Höffe (2002), S. 120-121.

[23] Vgl. Körtner in Lederhilger (2002), S. 82.

Das Nutzenprinzip tritt dabei in den Vordergrund. Dieses besagt, dass die Forschung mit Embryonen dann zugelassen werden dürfte, wenn es einen überwiegenden Nutzen für die betroffene Gesellschaftsschicht darstellen würde. Diesbezüglich wäre zu erwähnen, dass dadurch der Nutzen des Kollektivs über der Würde des Embryos stehen würde.

2. Stammzellenforschung

2.1.Gewinnung von Stammzellen

M. Hengstschläger stellt eine Gegenüberstellung zwischen embryonalen und adulten Stammzellen dar. Er ist der Meinung, dass bis zum heutigen Standpunkt der Forschung noch keine exakten Therapieerfolge erzielt wurden. Die Forschung steckt gewissermaßen noch am Anfang, doch es kommen täglich neue Erkenntnisse hinzu.

Die Forschung mit embryonalen Stammzellen erscheint nicht unproblematisch, da dadurch menschliches Leben zerstört wird; nämlich durch den Wissenschaftler.
M. Hengstschläger, welcher sich auf adulte Stammzellen spezialisiert hat, meint bezüglich der embryonalen Stammzellenforschung, dass:

1. Man muss zuerst die Chancen und Risiken abwägen, zu einem Zeitpunkt, um zu entscheiden, ob diese Probleme in Zukunft relevant sein werden.
2. Unser aktuelles Wissen auf diesem Gebiet ist beschränkt. Niemand kann in die Zukunft vorausblicken. Es kann jeden Tag neue, bahnbrechende Ereignisse geben.
3. Das wissenschaftliche, therapeutische und wirtschaftliche Interesse ist so groß, dass man mit dem Goldgräberenthusiasmus der Befürworter nicht Schritt halten kann.
4. Das ethische Problem ist klar und deutlich vorprogrammiert, da der Mensch in seinem frühesten Entwicklungsstadium den bestmöglichen Rohstoff liefert.[24]

Bevor man ethische Wertungen vornimmt, sollten zunächst einzelne Begriffe dargelegt werden, um im wissenschaftlichen Bereich einen Überblick zu bekommen. Zunächst geht es um die Definition des Embryos, welchem diese Zellen entnommen werden:

Dem *Wörterbuch der Medizin* ist zu entnehmen, dass der Embryo ein Keimling ist mit einem Gestationsalter von 16–60 Tagen im Uterus. Abgeschlossen ist das Entwicklungsstadium des Embryos mit dem Ende des 3. Schwangerschaftsmonats.

---

[24] Vgl Hengstschläger (2001), S.143.

Die Wissenschaft geht davon aus, dass embryonale Stammzellen aus der inneren Zellmasse gewonnen werden. Die Embryonenforschung ist daher innerhalb der ersten 14 Tage erlaubt, dann werden die unzähligen Embryonen entsorgt.[25]

Weiters kann man Stammzellen nach ihrem Entwicklungsstadium einteilen in *embryonale, fetale* und *adulte Stammzellen. Fetale Stammzellen* werden beispielsweise einem verstorbenen *Fetus*[26] entnommen. Die ethische Begründbarkeit der Zellentnahme beruht im Einverständnis der Eltern.
Überblick über die Entwicklungsstadien und Entwicklungspotentialität der Stammzellen:

Einteilung der Stammzellen nach dem menschlichen Entwicklungsstadium, aus denen sie stammen:[27]	
Embryonal	Von der Befruchtung bis zum Abschluss der Entstehung der Organe nach dem 2. Schwangerschaftsmonat.
Fetal	Ab dem Abschluss der Entstehung der Organe nach dem 2. Schwangerschaftsmonat bis zur Geburt.
Adult	Kommen beim Erwachsenen vor.

Einteilung der Stammzellen nach ihrem Entwicklungspotential:
Totipotenz: Bezeichnet die Fähigkeit zur Bildung des Ganzen. Die Zellen werden als totipotent bezeichnet, wenn sie in geeigneter Umgebung noch zu kompletten Individuen heranwachsen. Die Blastozyste, bestehend aus einer inneren Zellschicht (Embryoblast) und einer äußeren Zellschicht (Trophoblast), stellen einen jungen aus wenigen hundert Zellen bestehenden Zellhaufen dar, dessen innere Zellen wegen des Verlustes an Entwicklungspotenz nur noch pluripotent sind.
Pluripotenz: bezeichnet Stammzellen, welche die Fähigkeit besitzen, sich zu Zellen der drei Keimblätter (Ektoderm, Entoderm und Mesoderm) und der Keimbahn eines Organismus zu entwickeln

[25] Vgl. Graf (1999) S.69-73.
[26] Bei einem Fetus handelt es sich die Entwicklungsphase eines Menschen von der ca. 8. Woche bis zur Geburt. Vgl. dazu Pöltner (2002), S. 329.
[27] Vgl. Hengstschläger (2001), S.146.

Multipotenz: heißen Zellen (so genannte multipotente Stammzellen), die im Gegensatz zu den pluripotenten Stammzellen nicht mehr in der Lage sind, sich nahe zu jeder Art von Zellen zu differenzieren.[28]

Dennoch ist ungewiss, ob in absehbarer Zeit embryonale Stammzellen wirklich am Menschen therapeutisch angewendet werden können und dürfen. Es gibt hierfür einige Risikofaktoren, welche bedacht werden müssen: Es sei auf Abstoßungsreaktionen verwiesen, weiters ob diese Zellen, und hier sind selbst Stammzellen aus Nabelschnurblut gemeint, Krankheitsüberträger sein können. All diese Fragen konnten noch nicht hinreichend beantwortet werden.

Die ethischen Probleme liegen nicht in den Heilungschancen begründet, sondern in der Art der Gewinnung dieser Zellen. Ein kurzer Ausschnitt zur Entnahme von *EG-Zellen*:

Diese werden aus den Urkeimzellen abgetriebener Föten gewonnen, welche sich im 5.–11. Schwangerschaftsmonat befanden. Diese Urkeimzellen sind die Vorläuferzellen von Ei- und Samenzellen. Da diese Zellen im Gegensatz zu den ES-Zellen geringere Proliferation aufweisen, stellen sie keine Alternative zu den ES-Zellen dar.[29] Adulte Stammzellen hingegeben können beispielsweise aus folgenden Geweben gewonnen: Knochenmark, Haut, Nabelschnur, Gehirn, Leber und Bauchspeicheldrüse.[30]

2.2. Unterschiedliche Formen von Stammzellen

Unter embryonalen Stammzellen versteht man Zellverbände, die als pluripotent bezeichnet werden. Aus diesem Grund sind sie so wertvoll für die Forschung, da daraus verschiedenste Gewebearten herangezüchtet werden können.

Nach der Teilung der Stammzellen können die Tochterzellen wieder zu Stammzellen werden. In diesem Zusammenhang spricht man von *self renewal*; dies bedeutet, dass sich die Stammzelle erneuern kann. Eine Stammzelle kann sich in zwei Stammzellen teilen. Embryonale Stammzellen sind Zellen mit Teilungs- und Entwicklungsfähigkeit.

---

[28] Vgl. folgende Fußnoten: http://de.wikipedia/wiki/totipotenz, http://de.wikipedia/wiki/pluripotenz, http://de.wikipedia/wiki/mulitipotenz

[29] Vgl. Irrgang (2005), S.164.

[30] Vgl. http://de.wikipedia.org/wiki/Stammzelle, 25.5.08

Mit zunehmender Spezialisierung nimmt das Differenzierungs- und Entwicklungspotential ab.[31]

Die Gewinnung von embryonalen Stammzellen

1. Aus den Blastozysten, die durch die IVF entstanden sind, welche nicht in den Uterus einer Frau transferiert werden können oder gezielt für die ES-Zellengewinnung hergestellt wurden. Bei diesem Verfahren wird der Embryo zerstört.
2. Gewinnung aus Blastozysten, die durch Klonieren entstanden sind. Hierin liegt die technische Verbindung von Stammzellen und Klonierungsforschung.[32]

Gewinnung von Stammzellen durch Robert Lanza

Um embryonale Stammzellen zu gewinnen, muss der Trophoblast entweder durch Antikörper oder durch Laserstrahlen zerstört werden. Dieser Vorgang macht die Fortentwicklung des Embryos unmöglich. Der Blastozyst wird durch diesen Vorgang ‚zerstört'. Die nun zugängliche innere Zellmasse wird in einer Petrischale in einem speziellen Nährmedium aufgenommen und kultiviert. Aus diesen gehen in 20–40% die *ES-Zellen* hervor.

Weiters sei festzuhalten, dass es *Robert Lanza* und seinem Forscherteam gelungen ist, aus einem Blastozysten Zellen zu entnehmen, ohne den Embryo zu zerstören. Der Embryo blieb erhalten, und könnte eingesetzt werden. Das ethische Problem ist jedoch auch mit dieser Methode nicht gelöst, denn welche Frau würde ein solches Risiko eingehen und sich einen 7-zelligen Embryo implantieren lassen?

Adulte Stammzellen

Embryonale Stammzellen weisen erheblich größere Abstoßungsreaktionen auf, als adulte Stammzellen. Einer der Gründe für die Bejahung der adulten Stammzellen liegt darin, dass in vielen Organen des menschlichen Körpers zeitlebens somatische Stammzellen existieren, welche wichtige Aufgaben bezüglich Zellerneuerung und Geweberegeneration erfüllen. Sie erhalten die Funktionsfähigkeit von Geweben und Organen aufrecht, indem sie differenzierte Zellen nachliefern und beschädigte bzw. abgestorbene Zellen ersetzen.

---

[31] Vgl. Pöltner (2002), S. 332.

[32] Vgl. Wallner in Luf (2007), S. 226.

J. Wallner meint bezüglich der adulten Stammzellen:

> *„Die Forschung mit AS-Zellen steht in vielen Dingen einerseits vor großen Hoffnungspotentialen, da die AS-Zellen eine breite Differenzierungsmöglichkeit zu besitzen scheinen, andererseits vor konzeptuellen (sind AS-Zellen Entitäten oder Funktionen) und technischen (Gewinnung, Kultivierung und Einsatz von AS-Zellen) Schwierigkeiten."* [33]

In diesem Zusammenhang sei erwähnt, dass auch im Bereich der adulten Stammzellenforschung mit diesen Zellen geforscht wird. Hierzu folgendes Beispiel von *A. Atala*: Eine weitere Erkenntnis bezüglich Stammzellen liegt im Fruchtwasser begründet. Dr. Anthony Atala und sein Team von der University School of Medicine im US-Staat North Carolina konnten aus dem Fruchtwasser Fett-, Muskel-, Knochen und Leberzellen züchten. Diese Stammzellen, welche vor oder bei der Geburt gewonnen werden, versprechen große Hoffnungen auf mögliche Ersatztherapien. Wenn das Kind später einmal neues Gewebe benötigen sollte, dann lässt sich Ersatz aus diesen vorgeburtlichen, eigenen Stammzellen finden. Sie sind im Gegensatz zu embryonalen Stammzellen zwar nicht so flexibel, doch wesentlich differenzierungsfähiger als adulte Stammzellen.[34] Ein weiterer Pluspunkt liegt darin begründet, dass dadurch kein Embryo instrumentalisiert wird, sondern dass die Stammzellen aus eigenem Gewebe gewonnen werden.

Durch den Zellkerntransfer (therapeutisches Klonieren) – ethische Probleme bei dieser Methode

Therapeutisches Klonieren ist vom reproduktiven Klonieren zu unterscheiden, da ersteres in manchen Ländern gesetzlich erlaubt, letzteres jedoch weltweit verboten ist.
Durch das therapeutische Klonen soll ermöglicht werden, dass Ersatzgewebe wie Nervenzellen, Herzmuskelzellen usw. mit körpereigenem Material des Patienten hergestellt werden können.

Hierfür wird aus einer gespendeten Eizelle der Zellkern mir der genetischen Erbinformation der Spenderin entfernt. Danach transferiert man das genetische Material einer Zelle (z.B. einer Hautzelle) des Patienten in die entkernte Eizelle.

---

[33] Vgl. Wallner in Luf (2007), S. 226.

[34] Vgl. Die Kronenzeitung, „Neue Stammzellen aus Fruchtwasser", S. 6, 9.01.07

Würde man nun diese klonierten Zellen in den Uterus einsetzen, könnte sich daraus ein menschliches Lebewesen entwickeln. Wenn sich die Zelle im Uterus weiterentwickeln sollte, dann spricht man von reproduktivem Klonen.

2.3. Vorläufige Ergebnisse der Stammzellenforschung

Die Forschung ist seit 1984, als die ersten embryonale Stammzellen aus der Maus gewonnen wurden, ihren Zielen immer näher gekommen. Es liegen bereits erste Ergebnisse der in-vitro Differenzierung vor.

Es ist gelungen, Vorläuferzellen von Nervenzellen, Herzmuskelzellen, Blutgefäßzellen, Blutzellen, Bauchspeicheldrüsenzellen, Leberzellen und Trophoblastenzellen aus humanen embryonale Stammzellen zu gewinnen.

Joseph Itskovits, einem israelischen Wissenschaftler, ist es erstmals gelungen, aus humanen ES Zellen Insulin herzustellen. Er konnte auch erstmals funktionsfähige Herzzellen heranzüchten.[35] Man erhofft sich in noch nicht absehbarer Zeit die Stammzellen bei folgenden Erkrankungen anzuwenden: Leukämie, Diabetes mellitus, Erkrankungen des Nervensystems.[36]

Es ergeben sich jedoch auch einige offene Fragen und Probleme bezüglich der ES-Zellen.

1. Einerseits die Frage der *Proliferation:* Stammzellen müssen in Kultur in ausreichendem Masse vermehrt werden können.
2. *Differenzierbarkeit:* Sie müssen sich zur Ausdifferenzierung in den jeweils benötigten Zelltyp stimulieren lassen.
3. *Reinheit:* Es müssen ausdifferenzierte Zellen eines einzigen Zelltyps gewonnen werden.
4. *Zielgenaue Integrierbarkeit:* Der Zell- oder Gewebeersatz muss sich im Körper an der richtigen Stelle transplantieren lassen.
5. *Dauerhafte therapeutische Effektivität:* Die Transplantate müssen im Körper ihre Funktionalität unter Beweis stellen und eine therapeutische Wirkung über einen längeren Zeitraum entfalten.

---

[35] Vgl. http://science.orf.at/science/news/18921, 25.5.08

[36] Vgl. Wallner in Luf (2007), S.227.

6. *Immunverträglichkeit:* Die Zelltransplantate dürfen vom Immunsystem des Empfängerorganismus nicht abgestoßen werden.[37]

Dies sind einige Problemfelder, welche durch technisches Know-How überwunden werden müssen und daran arbeiten die Wissenschaftler verstärkt.
Es ist nicht von der Hand zu weisen, dass Menschen nicht durch *ESC-Linien* geholfen werden kann. Dennoch gesellt sich zu jedem Nutzen auch ein Nachteil, wie beispielsweise die Bildung von Tumorzellen, weiters die Entsorgung von überschüssigem Gewebe. Embryonale Stammzellen sind undifferenziert, doch wenn diese aggregieren, können sie sich zu vielzelligen embryoid bodies entwickeln. Aus diesen können sich die verschiedensten Zelltypen herausbilden. Eine Therapie erfolgt jedoch nur dann, wenn die Zelle rein ist.

[37] Vgl. http://www.drze.de/themen/blickpunkt/Stammzellen, 25.5.08

3. Ethischer Teil

3.1. Ethik

Ethik versucht Grundfragen über das Gute, die Haltung und das Handeln des Menschen aufzuzeigen. Ihr Ziel ist es, methodisch gesichert, die Grundlagen für gerechtes, vernünftiges und sinnvolles Leben darzulegen. Die Prinzipien und Begründungen der Ethik sollen ohne Berufung auf äußere Autoritäten und Konventionen allgemein gültig und vernünftig einsehbar sein. Sie nimmt einen kritischen Standpunkt gegenüber der geltenden Moral ein.[38] *A.Pieper* meint nun:

> *„Die Ethik setzt somit nicht fest, welche konkrete Einzelziele moralisch gute, für jedermann erstrebenswerte Ziele sind, vielmehr bestimmt sie die Kriterien, denen gemäß allererst verbindlich festgesetzt werden kann, welches Ziel als gutes Ziel anzuerkennen ist.“*[39]

Die Ethik fällt keine moralischen Urteile, sondern sie analysiert auf Metaebene die Besonderheiten moralischer Urteile über Handlungen. Ethik ist von der Praxis zu trennen, da es jedem Lebewesen selbst obliegt, wie es handeln möchte. *A. Pieper* meint wiederum:

> *„Aber sie kann Moralität nicht argumentativ erzeugen; sie kann nur mittelbar – über die kognitive Erschließung der Struktur moralischen Handelns und über den Appell an das moralische Bewusstsein – auf die Qualität einer Praxis als das, was unbedingt gesollt ist, aufmerksam machen.“*[40]

Ethik beurteilt nicht, was Gut in concreto ist, sondern sie legt dar, etwas als gut zu beurteilen. Sie beleuchtet das Verhältnis von Moral und Moralität im Kontext menschlicher Praxis. Man unterscheidet daher die theoretische und die praktische Ethik. Zur theoretischen Ethik gehören die Normative, die deskriptive und die Metaethik.

Normative Ethik bedeutet, die jeweils herrschende Moral kritisch zu prüfen sowie die Formen des richtigen und guten Handelns zu begründen.

---

[38] Vgl. Kunzmann et al .(1991) S. 13.

[39] Vgl. Pieper (2003), S. 24.

[40] Vgl. Pieper (2003), S. 115.

Die *deskriptive Ethik* versucht mannigfache Phänomene von Moral und Sitte verschiedener Gruppen und Kulturen zu beschreiben, zu erklären und zu einer empirischen Theorie menschlichen Verhaltens zu verallgemeinern.

Die *Metaethik* übernimmt die wichtigste Aufgabe, nämlich die sprachlichen Elemente und Formen moralischer Aussagen kritisch zu analysieren und Methoden ihrer Rechtfertigung und Anwendung zu entwickeln. [41]

Weiters gibt es noch die praktische Ethik, welche in Hinblick auf bestimmte Lebens- und Handlungsbereiche angewendet wird. Hierzu zählen die Medizinische Ethik, die Bioethik, die Sozialethik, die Wirtschaftsethik, die Wissenschaftsethik, die Ökologische Ethik und die Friedensethik. All diesen Teilbereichen ist gemeinsam, dass die Ethik zu vermitteln versucht, wie gehandelt werden muss, damit Handlungen als moralisch gut bewertet werden können und von der Gesellschaft akzeptiert werden. In Zusammenhang mit der Medizinethik sei auf folgende Fragen verwiesen:

> *„Ist bzw. unter welchen Voraussetzungen ist der Arzt befugt, menschliches Leben auf nicht natürliche Weise – durch homologe oder Heterologe Insemination, durch In-vitro-Fertilisation, intratubaren Gametentransfer oder Klonierung – zu ermöglichen?"*[42]

3.2. Deontologische Ethik

Deontologie bedeutet, dass die Normen der Moral als strikt verpflichtend gelten. Es ergibt sich die Verpflichtung zu einem bestimmten Tun, welches sich in einem bestimmten Prinzip begründet. Es handelt sich um alle Formen normativer Ethik, welche die Verbindlichkeit und Qualität einer Handlung nicht von deren tatsächlichen oder vermeintlichen Folgen abhängig machen.[43]

I.Kant, welcher ein Vertreter dieser normativen Ethik ist, unterscheidet den kategorischen und den hypothetischen Imperativ. Der hypothetische Imperativ besagt, dass keine unbedingte kategorische Gültigkeit gegeben sein muss. Hierzu folgendes Beispiel:

---

[41] Vgl. Höffe (2002), S. 59.

[42] Vgl. Pieper (2003), S. 94.

[43] Vgl. Hügli und Lübcke (2000), S. 138.

„Wenn du A willst, musst du x tun. Erst wenn das Wollen des Ziels A selber noch einmal kritisch daraufhin hinterfragt wird, ob man wollen kann, jedermann solle Ziel A erstreben, ist die Handlung sowohl moralisch gut als auch pragmatisch richtig.“[44]

Der hypothetische Imperativ gebietet eine Handlung nur bedingt, d.h. unter der Voraussetzung, dass eine bestimmte Absicht erreicht werden soll.[45]

Der *kategorische Imperativ* schreibt jedoch Normen vor: *„Tu X, Du sollst X tun.“* Dieser besagt, dass der Wille sich selbst aus Freiheit und um der Freiheit willen ein Gesetz gibt. Er legt eine Grundregel dar, gemäß welcher die Willkürfreiheit beschränkt wird. Hierdurch soll nicht Unfreiheit, sondern Freiheit bewirkt werden.

„Moralische Freiheit ist durch den Widerspruch charakterisiert, dass sie ihrem Wesen nach grenzenlose, unbedingte Freiheit ist, sich aber gleichwohl um der Freiheit willen an anderer Freiheit begrenzt und sich auf das Bedingte einlässt.“[46]

An dieser Stelle sei angemerkt, dass der Mensch aufgrund seines moralischen Verständnisses sehr wohl einen freien Willen besitzt, welcher mit seinen Moralvorstellungen gleichgesetzt werden kann.

Der gute Wille steht für die moralische Handlung und drückt sich weiters in einem Handeln aus Pflicht aus. Selbstsüchtige Absichten und Moral bilden für *Kant* klar einen Gegensatz.

Handlungen, die aus Neigungen geschehen, haben dann moralischen Wert, wenn wir diese als richtig beurteilen. Diese Handlungen müssten als geboten legitimiert sein und als Pflicht geschehen. Hierzu folgendes Zitat:

„Es gibt also eine Kategorie von Handlungen, die aus Pflicht geschehen, die aber von einer Neigung begleitet sind. Damit wird deutlich, dass es zwischen unmittelbarer Neigung und Pflicht keinen zwingenden Gegensatz gibt.

---

[44] Vgl. Pieper (2003), S.85.

[45] Vgl. Hügli und Lübcke (2000), S.313.

[46] Vgl. Pieper (2003), S.169.

Manchmal fehlt die Neigung zu einem bestimmten Tun, und dennoch handeln wir entsprechend, weil es uns geboten erscheint."[47]

Der *„Kritik der praktischen Vernunft"* ist zu entnehmen, dass der gute Wille ein an das moralische Gesetz gebundenes Wollen ist. Der gute Wille drückt sich in einem Handeln aus Pflicht aus. Hierin liegt der moralische Wert einer Handlung begründet. Das Wollen, das sich in der Maxime ausdrückt, darf kein Materielles sein, sondern nur einen formellen Bestimmungsgrund darstellen. Die Moral sollte weiters nicht *heteronom*, sondern *autonom* aufgefasst sein. Das bedeutet, dass die Gültigkeit des moralischen Gesetzes für sich genommen einsichtig ist.

Der *kategorische Imperativ* begründet den moralisch guten Willen. Dieser sollte von allen verpflichtend eingehalten werden.

„Handle so, dass die Maxime deines Willens jederzeit zugleich als Prinzip einer allgemeinen Gesetzgebung gelten könnte."[48]

Aus diesem Imperativ können unterschiedlichste Sittlichkeitsregeln abgeleitet werden.

Darin liegt der Wunsch nach Verallgemeinerung begründet. *Kant* versuchte damit darzulegen, dass die moralische Qualität einer Handlung nach dem Kriterium beurteilt werden soll, ob es möglich ist, für die jeweilige individuelle Handlung eine Maxime zu formen; nämlich ein allgemein gültiges Gesetz hervorzubringen. Wenn die individuelle Maxime des Handelnden auch dann noch widerspruchsfrei Gültigkeit besitzt, und sie als moralisch allgemeines Prinzip aufgefasst werden kann, ist sie moralisch gerechtfertigt. Erst dann spricht man von einem Handeln aus Pflicht. Wenn sich die Maxime nicht verallgemeinern lässt, dann ist sie moralisch verpönt. In Bezug auf die embryonale Stammzellenforschung gibt es zwei Meinungen: Einerseits die Befürworter und andererseits die Gegner. Aus diesem Grund muss man sich auf die Schutzwürdigkeit des Embryos berufen, die sich aus der goldenen Regel ergibt.

Aus dem kategorischen Imperativ lässt sich kein abschließender Katalog von moralischen Normen ableiten, sondern ein Beurteilungsprinzip gewinnen, ob

---

[47] Vgl. Pauer-Studer (2003), S. 27.

[48] Vgl. Kant (1961), S.53.

bestimmte Handlungen moralisch legitim sind oder nicht.[49] Bei der embryonalen Stammzellenforschung spricht das Tötungsverbot gegen diese Handlungsweise. Diesem Einwand kann wiederum entgegen gehalten werden, dass man einen nicht implantierten Embryo nicht als Lebewesen bezeichnen kann.

3.3. Kant und die Bioethik

Hier wird der Frage nachgegangen, ob dem Embryo bereits der personale Status zukommt. Aus juristischer Sicht spricht man vom „Nasciturus", welchem bestimmte vorgeburtliche Rechte zukommen, die jedoch erst mit der Geburt verwirklicht werden können.

Für *I. Kant* entscheidet sich die moralische Qualität des Seins und Handelns in der autonomen Freiheit. Jeder Embryo partizipiert bereits am Mensch- und Person sein. *P. Baumanns* kritisiert nun bei *Kant* die theoretisch spannungsvolle und auf das nichtempirische Faktum der Sittlichkeit bauende Grundlehre seiner Ethik.

Das Selbst kann nach kantscher Systematik nur im Sinne des empirisch-naturdeterministischen Substanzdenkens vernunftbegabte Partikularsubstanz sein, so lautet seine Kritik an *Kant.*[50] Es sei erwähnt, dass der kategorische Imperativ nur auf vernunftbegabte Lebewesen angewendet werden kann. Dies trifft jedoch auf einen Embryo noch nicht zu. Dennoch kann seine Schutzwürdigkeit abgeleitet werden:

> *„Handle so, dass du die Menschheit, sowohl in deiner Person, als in der Person eines jeden anderen, jederzeit zugleich als Zweck, niemals bloß als Mittel brauchest. Handle so, dass der (dein) Wille durch deine Maxime sich selbst zugleich als allgemein gesetzgebend betrachten könne."*[51]

Das zweite Gesetz ist in Bezugnahme auf die embryonale Stammzellenforschung am Auschlaggebendsten. Der Mensch mit vernünftigem Willen existiert als Zweck an sich selbst und hat daher absoluten Wert. Diese Idee kann nach *Kant* deshalb zu einem allgemeinen Gesetz werden, da sie einen Vernunftgrund und

---

[49] Vgl. Luf (2005/06), S. 49.

[50] Vgl. Baumanns (2004), S.35.

[51] Vgl. Pauer-Studer (2003), S.12.

somit ein objektives Prinzip darstellt. Dies bedeutet, dass Menschen niemals bloß als Mittel behandelt werden sollen, sondern als Zwecke an sich.

Aus den Thesen von *I. Kant* geht hervor, dass selbst dem ungeschützten Wesen aufgrund seiner potentiellen Eigenschaften Würde zukommt, auch wenn der Personenbegriff widersprüchlich definiert ist. Person sein als Solches hat bereits im hermeneutischen Sinne insofern Bedeutung, da dieses nicht Empirisch festgelegt werden kann. Person zu sein äußert sich als Akzidens. Akzidens bedeutet: das nicht Notwendige und das Zufällige an einer Sache. [52]

Instrumentalisierung ist dann gegeben, wenn die wahren Absichten der handelnden Person für die betroffene Person nicht erkennbar sind und die betroffene Person, sollte sie voll informiert sein, der Art ihrer Behandlung nicht zustimmen würde. Kein Embryo würde es zulassen, an seinem Lebensrecht gehindert zu werden. Vom biologischen Standpunkt aus könnte wiederum argumentiert werden, dass der Embryo eine Ausnahme darstellt, welcher seine Meinung noch nicht artikulieren kann. Hier sei wiederum darauf verwiesen, dass das Person sein per se dem menschlichen Wesen zugesprochen werden kann, unabhängig davon, ob es existiert oder nicht. Beim Embryo handelt es sich jedoch nicht um eine Person.

Der Rationalitätsbegriff kann nicht mit dem Würdebegriff gleichgesetzt werden, denn wenn dies der Fall wäre, würde es zur Diskriminierung von solchen Menschen kommen, welchen diese Eigenschaft nicht zukommt. Hierunter fallen Komatöse, Neugeborene und Schwerstbehinderte.

3.4. Der Utilitarismus

Dieser gilt als Gegenposition zur *Kant'schen Ethik* und bezieht sich auf den größtmöglichen Nutzen bzw. den grösst möglichen Vorteil der grösstmöglichen Zahl. Der Utilitarismus beruht nicht auf die Verallgemeinerung, wie dies beim kategorischen Imperativ der Fall ist, sondern auf den möglichen Folgen einer Handlung. Auch beim Utilitarismus handelt es sich um eine Richtung der normativen Ethik, da es sich um eine empirisch-rationale Normenbegründung handelt.[53] Es geht ihm um den Beitrag zum allgemeinen Wohlergehen.

---

[52] Vgl. Hügli und Lübcke (2000), S. 26.

[53] Vgl. Höffe (2002), S.272.

Der ethische Wert des Utilitarismus wird definiert, inwieweit die Handlung die Anzahl der positiven Werte nicht moralischer Art, wie z.B. Glück, Reichtum, Einsicht usw. zu vermehren vermag.[54]

Ideen, die das Gute mit dem Angenehmen und Nützlichen verknüpfen, reichen in der Geschichte der Philosophie bis in die Antike zurück. Der Utilitarismus wird aus diesem Grund auch mit dem Prinzip der Nützlichkeit verknüpft, nachdem jene Handlung sittlich geboten ist, deren Folgen für das Glück aller Betroffenen optimal ist.[55]

Als der eigentliche Begründer des Utilitarismus gilt *J. Bentham.* Dieser erklärt das Prinzip der Nützlichkeit zum maßgeblichen Prinzip der Moral. Für *Bentham* bildet das Prinzip des größten Glücks der größten Zahl den wesentlichen ethischen Grundsatz. Handlungen und Handlungsweisen gelten dann gut, wenn ihre Konsequenzen zu einem Übermaß guter gegenüber schlechter Folgen führen und eindeutig das Wohl oder Glück der Mehrheit verbessern.

Der allgemeine Nutzen muss an Erfahrungen gebunden sein, die für sich genommen intrinistisch gut sind. *Bentham* versteht darunter das Lust/Wohlbefinden, welches das Gegenteil von Unlust/Schmerz darstellt.

Er assoziiert die notwendige Abwägung guter gegenüber schlechter Folgen mit einem rechnerischen Kalkül. *Bentham* ist der Meinung, mit einer Nutzenkalkulation die moralische Zulässigkeit oder Unzulässigkeit gewisser Handlungsweisen bestimmen zu können. In einem Zitat von *Bentham* heisst es:

> *„Sum up all the values of all the pleasures on the one side, and those of all pains on the other. The balance, if it be on the side of pleasure, will give the good tendency of the act upon the whole, with respect to the interest of that individual person; if on the side of pain, the bad tendency of is upon the whole."*[56]

Weiters wird der Utilitarismus zu den teleologischen Konzeptionen gezählt, da er das Nutzenprinzip an vorderste Stelle setzt. Dieses besagt, den Vorteil für die größte Zahl zu maximieren. Bei *J. Rawls* heißt es, dass das Nutzenprinzip von

---

[54] Vgl. Hügli /Lübcke (2002), S. 644.

[55] Vgl. Höffe (2002), S.272.

[56] Vgl. Pauer-Studer (2003), S. 33.

den Begünstigen verlangt, schlechtere Lebenschancen auf sich zu nehmen, um das Glück der weniger Begünstigten zu vermehren. Aus den beiden genannten Grundsätzen von Rawls kann geschlossen werden, dass dadurch Gerechtigkeit für die weniger Begünstigten erzeugt werden soll.[57]

3.4.1 Kritik am Utilitarismus

Rawls argumentiert zunächst gegen den Utilitarismus, da er meint, dass dieser gegen die beiden Grundsätze der Gerechtigkeit verstößt. Die Parteien würden im Urzustand das Prinzip der Maximierung des Durchschnittsnutzens wählen. *Rawls* wendet ein, dass der Utilitarismus mit dem Nutzenprinzip gleichgesetzt werden kann. Die beiden Grundsätze der Gerechtigkeit würden nicht aus utilitaristischen Perspektiven gewählt werden. Durch das utilitaristische Prinzip kann der Durchschnittsnutzen nicht gehoben werden. Hierzu folgendes Zitat:

> „*Es ist aber nicht möglich, den Durchschnittsnutzen dadurch zu heben, dass man die Menschen dazu auffordert, nicht-utilitaristische Gerechtigkeitsgrundsätze anzuwenden. Wenn aus irgendwelchen Gründen die öffentliche Anerkennung des Utilitarismus zu einer Minderung der Selbstachtung führt, dann lässt sich das auf keine Weise umgehen.*“[58]

Durch den Utilitarismus kann lediglich das Wohl einiger weniger gehoben werden. Er plädiert daher für den Schleier des Nichtwissens, in welchem die Parteien Gerechtigkeit wählen, die standhaft auf den beiden Füssen der Grundsätze der Gerechtigkeit stehen. Diese Personen werden durch kein wirtschaftliches oder gesellschaftliches Ereignis aus der Bahn geworfen.

> „*Die Argumentation für die beiden Grundsätze hat die Form, dass die Abwägung aller Gründe eher für sie als für das Prinzip des Durchschnittsnutzens spricht, und wegen der Transitivität auch eher für sie als für das klassische Prinzip.*“[59]

Hierzu sei angemerkt, dass *Rawls* auch hinter dem Prinzip des Durchschnittsnutzens Ungerechtigkeit vermutet.

---

[57] Vgl. Rawls (1971), S. 207.

[58] Vgl. Rawls (1971), S. 209.

[59] Vgl. Rawls (1971), S. 210.

Rawls geht es darum, anzudeuten, dass nicht der Nutzen des Kollektivs im Vordergrund stehen sollte, sondern das Wohl des Einzelnen, welches er in der Selbstbestimmung begründet sah. Auch den Embryonen kann dieses Recht auf Freiheit nicht abgesprochen werden, da der Mensch durch seine Selbstreflexion zu dieser Erkenntnis kommt. Diese Selbstreflexion besagt, dass der Mensch erkennt, dass es sich um ein menschliches Wesen handelt, welches aus zwei menschlichen Körperzellen hervorging.

Anhand des Utilitarismus könnte man die These ableiten, dass die embryonale Stammzellenforschung an Embryonen durchaus erlaubt sein könne, um den Nutzen und den Vorteil der Gesellschaft zu vergrößern.

Im Grunde geht es um die Frage, ob bestimmte moralische Regeln das allgemeine Wohlergehen sichern, wobei man sich zuerst die Frage stellen soll, wie dieses Wohlergehen definiert werden kann. Weiters stellt man sich die Frage, inwieweit der Utilitarismus nicht die Integrität einer Person untergräbt. Dies wurde bereits oben als Problem dargelegt.

Das moralische Empfinden wird durch Bedürfnisbefriedigung abgeschwächt. Ethik beginnt jedoch dort, wo Bedürfnisse nicht immer befriedigt werden müssen, sondern es auch zu Entbehrungen kommen kann. Das menschliche Wesen als Solches sollte in seiner Würde geachtet werden. Dies bedeutet, dass der Vorteil des Einen nicht unbedingt mit den Interessen des Anderen kompatibel sein muss. Es ist daher sehr schwierig zu bestimmen, was alles an negativen und an positiven Momenten in die Kalkulation des Utilitarismus einbezogen werden kann.

Weiters gibt es nach diesem Modell keinen Platz für moralische Ideale, da sich diese in der pluralistischen Gesellschaft ständig ändern.

> *„Die utilitaristische Ethik behauptet das Prinzip der Nützlichkeit als Moralkriterium, gerät aber in Schwierigkeiten, wenn es darum geht, den für alle Betroffenen größtmöglichen Nutzen aus den möglichen Folgen einer Handlung quantitativ exakt zu ermitteln."*[60]

Nach der utilitaristischen Theorie zählt die Nutzensteigerung zu den positiven Aspekten, um moralische Verdienste zu erwerben. *H. Pauer-Studer* meint, dass

---

[60] Vgl. Pieper (2003), S. 88-89.

ein Schwachpunkt des Utilitarismus darin begründet liegt, dass dieser keine Erklärung für die Kategorie der moralischen Rechte findet.

Die moralischen Rechte sind jedoch grundlegende Ansprüche von Menschen. Die Gründe für die Vernachlässigung der Rechte liegen in dem zentralen Stellenwert der Nutzenmaximierung und der monistischen Werttheorie begründet. Der Utilitarismus verkennt weiters den Anspruch der Menschenrechte um ihrer selbst willen.[61]

Die beiden oben dargelegten Modelle, weisen Lücken auf, da man bezüglich des Embryonenbegriffs verschiedene Argumente vertreten kann. Es sollte daher mit der hermeneutischen Methode argumentiert werden, da diese die Sinnhaftigkeit in den unterschiedlichen Begriffen und Argumenten beleuchtet.

Es müssen daher klare Definitionen der einzelnen Begriffe wie Embryo, Personenwürde und Individualität dargelegt werden. Mit der hermeneutischen Methode werden ethische Theorien und Systeme beschrieben, analysiert, rekonstruiert, erklärt und unter wissenschaftlichen Aspekten kritisch beurteilt.

3.5. Düwell: Der moralische Status des Embryos und des Fötus

M. Düwell stellt sich die Frage, in welchem Zusammenhang der Embryo schützenswürdig wäre. Es ist weitgehend unstrittig, so meint er, dass man an Embryonen keine Versuche durchführen sollte, die der Menschengattung als Solcher schaden könnte. Dies zu tun wäre unverantwortlich und würde gegen den kategorischen Imperativ verstoßen.

Weiters stellt sich *M. Düwell* die Frage, welchem Wesen ein moralischer Status zukommt und welchem nicht. Im Sinne eines säkularen Weltbildes kann gegen dessen Schutzwürdigkeit argumentiert werden.

Unter dem Begriff des moralischen Status des Embryos wird vielerlei verstanden und argumentiert. Hierzu folgendes Zitat:

> „*Es kann aber auch um die Frage gehen, welchen Wesen Würde und Rechte zugesprochen werden müssen, womit ihre grundlegenden Rechte einer Abwägung gegen den Nutzen anderer entzogen wären. Allerdings ist das von*

---

[61] Vgl. Pauer-Studer (2003), S. 49-50.

der zugrundeliegenden Theorie abhängig. Wenn eine ethische Theorie für den Würdebegriff keinen systematischen Ort hat, dann stellt sich auch nicht die Frage, ob diesem Würdeschutz schon Embryonenschutz zukommt. Und nur wenn eine Ethik den Begriff der Rechte in ihren grundlegenden theoretischen Überlegungen entfalten kann, stellt sich die Frage, ob auch Ungeborene solche Rechte haben."[62]

M. Düwell bringt das Beispiel des Kontraktualismus von *Thomas Hobbes* ins Spiel. Darin heißt es, dass alle Menschen im Staat unter einem Gesellschaftsvertrag leben und dadurch geordnete Verhältnisse hergestellt werden können. Alle Akteure haben ein Interesse an sicheren Verhältnissen, in denen nicht einzelne Mitglieder der Gattung Mensch aus dem gemeinsamen Schutzbereich ausgeschlossen werden. Aus diesem Grund kann die Schutzwürdigkeit auf alle Mitglieder der Gesellschaft ausgedehnt werden. Mit diesem Argument wird jedoch nicht ein genuin moralischer Schutz der Embryonen hergestellt, sondern lediglich die Implikation des Embryonenschutzes für den Schutz der Personen. Embryonen würden in diesem Zusammenhang nicht geschützt werden, sondern weil alle Personen Recht auf Schutz und Anerkennung innehaben.

3.6. Überschüssige Embryonen vs. der Wille zu heilen

Die verbrauchende Embryonenforschung wurde durch die In-vitro-Fertilisation ermöglicht. Es bestehen jedoch große Unterschiede zwischen der Embryonenforschung und der modernen Reproduktionstherapie. Letztere sollte den Kinderwunsch verwirklichen und nicht den Embryo zum Zweck benützen.

Tatsache ist jedoch, dass durch die IVF das moralische Problem mit der Embryonenforschung aufkam, da durch diese Methode ein Embryonenüberschuss erzeugt wurde. Man unterscheidet bei der Embryonenforschung folgende ethischen Fragestellungen:

1. *Kategorisches Verbot der verbrauchenden Embryonenforschung.*
2. *Güterabwägung hinsichtlich der Forschung mit Embryonen.*
3. *Keine Schutzwürdigkeit hinsichtlich der Embryonen.*[63]

---

[62] Vgl. Düwell (2003), S. 222.

[63] Vgl. Pöltner (2002), S. 173

Hierbei sei auf das deutsche Embryonenschutzgesetz verwiesen, in welchem darauf hingewiesen wird, dass ein Embryo als Leibesfrucht oder als totipotenter Zellhaufen bezeichnet wird. § 8 des BGB besagt folgendes:

> *„Als Embryo im Sinne dieses Gesetzes gilt bereits die befruchtete, entwicklungsfähige menschliche Eizelle vom Zeitpunkt der Kernverschmelzung an, ferner jede einem Embryo entnommene totipotente Zelle, die sich bei Vorliegen der dafür erforderlichen weiteren Voraussetzungen zu teilen und zu einem Individuum entwickeln vermag."*[64]

Aus diesem Gesetz kann abgeleitet werden, das die verbrauchende Embryonenforschung gegen das Gesetz verstößt, ein heranwachsendes Lebewesen zu töten. Das ethische Problem liegt daher direkt in der Zellentnahme des Embryos begründet.

Durch den Fortschritt medizinischer Technik, fallen zunehmend immer mehr Embryonen an, doch die Frage nach ihrer Verwendung macht sich nun breit. Was geschieht denn mit den überschüssig erzeugten Embryonen: Sollen sie kryokonserviert oder nach einem Jahr vernichtet werden? Hierin liegt auch das ethische Problem deren Verwendung begründet. Es prallen medizinische Forderungen, nämlich den Kranken zu helfen und ethische Bedenken, die für die Schutzwürdigkeit des Embryos appellieren, aneinander. Es gibt daher unterschiedliche Interessen, welche bedacht werden müssen.

3.7. Argumente für eine verbrauchende Embryonenforschung

Embryonen besitzen einen Status, der sie einer Güter- und Interessenabwägung zugänglich macht. Gradualistische Argumente binden den Lebensschutz an Merkmale, die für das Vorliegen von Personalität als notwendig erachtet werden müssen. Die Schutzwürdigkeit des menschlichen Lebens wird daher vom Entwicklungsgrad der biologischen Voraussetzungen festgelegt, welche mit konstitutiven Personenmerkmalen einhergehen.

P.Singer argumentiert im Sinne der verbrauchenden Embryonenforschung. Er wendet sich in erster Linie den biologischen Merkmalen zu, welche das Personsein ausmachen. *P. Singer* nimmt eine umstrittene Haltung zum Thema Lebensschutz bei Neugeborenen und Schwerstbehinderten ein. Er degradiert diese als

---

[64] Vgl. Pöltner (2002), S. 171.

Sachen ab. Dies ist mit dem anthropologischen Menschenverständnis nicht kompatibel. Er verwirft die traditionelle Heiligkeit des menschlichen Lebens. Hierfür wurde und wird er heftig kritisiert.[65]

Als Konstitutiva des Personenstatus werden genannt: Individualität, welche durch Personalität indiziert wird, Empfindungsvermögen, Rationalität, Kommunikationsfähigkeit und sittliche Handlungsfähigkeit.[66]

Je nach dem Umfang dieses Komplexes und den leitenden Grundbegriffen (Individualität, Identität, Potentialität, Kommunikationsfähigkeit) variiert der Umfang des zugestandenen Lebenschutzes. Je mehr Merkmale gefordert werden, desto später, je weniger, desto früher setzt die Schutzwürdigkeit ein. In den primitiven Stadien vor Entwicklung zum Fötus wird der Embryo zur zweckmäßigen Nutzung freigegeben. Dies ist in der Entwicklungsphase der ersten 14. Tage der Fall.

Wenn man sich an der Grundlegung der Individualität orientiert, dass Personen Individuen sind, dann schließt die Individualität Mehrlingsbildungen aus und die Schutzwürdigkeit setzt mit der Unmöglichkeit der Mehrlingsbildung ein (spätestens 14 Tage post coitum). Nach diesem Argument würde dem Embryo erst ab dem 14. Tag Schutzwürdigkeit zugesprochen werden. Dies würde bedeuten, dass embryonale Stammzellenforschung bis dahin erlaubt wäre. So geschieht es auch in den meisten Laboratorien weltweit.

Es sei erwähnt, dass die Diskussion des Embryonenschutzes um den fraglichen Zeitpunkt der Befruchtung kreist. Es gibt auch Vorschläge, die einen späteren Zeitpunkt hierfür nennen.[67] Hierin liegt jedoch das ethische Problem begründet, denn wer kann den wirklichen Zeitpunkt fixieren, der den Embryonen ihre Schutzwürdigkeit abspricht?

H.M. Sass meint beispielsweise, dass dem Embryo erst mit Beginn der Rationalität das Person sein zugesprochen werden kann. Dies ist um den 57. Tag herum der Fall. Er unterscheidet in dieser Hinsicht Hirnleben I und Hirnleben II.

---

[65] Vgl. Hügli und Lübcke (2000), S. 578.

[66] Vgl. Pöltner (2002), S. 177.

[67] Vgl. Pöltner (2002), S. 178.

Hirnleben I bedeutet, dass sich am 57. Tag die ersten organspezifischen Zellen zu bilden beginnen. Hirnleben II beginnt mit der Ausbildung von organischen Geweben. Dies geschieht um den 70. Tag herum.[68]

Sass betonte, dass das Gegenstück zum Hirnleben der Hirntod ist. Dem werdenden menschlichen Leben kommt daher erst der volle rechtliche Schutz ab dem 57. Tag zu. Er legt seinen Überlegungen die klassische Wesensdefinition des Menschen zu Grunde, nach welcher dieser den Zeitpunkt der Rationalität erlangt hat und zum vernunftbegabten Wesen wird *(animal rationale)*.

Menschlich-personales Leben beginnt mit der Ausbildung des Gehirns. Vorher wird der Embryo nur als biologisch menschliches Leben betrachtet. Die Definitionen von Hirnleben und Hirntod stellen für *H.M. Sass* einen Rahmen zur Unterscheidung menschlichen Lebens dar und liefern ethisch, kulturell und rechtsfähige Parameter.[69]

Weiters stellt sich die Frage, ob einem Präembryo, welcher sich auf Wanderschaft befindet, seine Existenz abgesprochen werden kann, da er sich noch nicht in den Uterus festgesetzt hat.

Man kann die menschliche Existenz dennoch nicht verleugnen, denn der Embryo agiert nach dem Kausalitätsschema: entweder er setzt sich in der Uteruswand fest, oder er geht vorzeitig ab.

3.8. Kritik an den Argumenten pro embryonale Stammzellenforschung

Es ergeben sich nach *G. Pöltner* einige Einwände in Bezugnahme auf den biologischen Standpunkt. Das erste Argument lautet, dass die Analogie von Hirntod und Hirnleben inkonsequent sei und die zeitliche Struktur des menschlichen Lebens verkenne. Was für das Ende gilt, muss auch für den Anfang von Bedeutung sein. Wenn man das Ende der Person mit dem Ende des Lebens definiert, dann muss man auch den Anfang der Person mit dem Anfang des Lebens definieren. *G. Pöltner* meint, dass keine Trennung zwischen Hirntod und Hirnleben vorgenommen werden sollte. Man kann nicht argumentieren, dass mangelndes Person sein noch nicht mit Lebensfähigkeit gleichgesetzt werden kann.

---

[68] Vgl. Sass (1989), S.172.

[69] Vgl. Pöltner (2002), S. 180.

W. Wolbert, welchen *G. Pöltner* zitiert, meint, dass:

„*Man kann nicht einfach das Ende des Personseins zum Todeszeitpunkt erklären und zugleich den Anfang de Lebens (Befruchtung) und des Personseins voneinander trennen. Wenn man sagt: ,Keine Person mehr, deshalb tot', müsste man auch sagen: ,Noch keine Person, also noch nicht lebendig.*“[70]

An Hand dieses Zitats kann die ethische Problematik herausgelesen werden: Wer bestimmt, wann menschliches Leben so weit entwickelt ist, dass ihm die Eigenschaft des Personseins zuerkannt werden kann? Aus biologischem Standpunkt gibt es vielerlei Definitionen hierfür, doch der Ursprung liegt zuerst im noch „primitiven“ Morula-Stadium begründet. Morula-Stadium bedeutet kugeliger Zellhaufen, welcher aus 8–32 Blastomeren besteht. Aus der Morula entwickelt sich die Blastula (Blasenkeim des Embryos). Beim Menschen spricht man ungefähr
4 Tage nach der Befruchtung von der Morula.[71]

Das zweite Argument lautet, dass die Analogie von Hirntod und Hirnleben fälschlicherweise eine zeitliche Symmetrie erstellt. Mit dem Hirntod erlischt jede körperliche Potentialität, während die Phase vor dem Beginn des Hirnlebens nicht dem Tod gleicht, sondern gerade durch die in ihren vorhandenen Möglichkeiten des Lebens charakterisiert ist, so *G. Rager.*[72]

Das Ausschlaggebendste jedes Individuums ist seine Individualität. Diese wird sowohl im biologischen als auch im soziologischen Sinne verstanden. Biologische Individualität bedeutet nicht Unteilbarkeit, sondern Ungeteilt sein, eine sich selbst organisierende Einheit. Dies trifft auch auf den Embryo in der Zeit vor dem Ausschluss der Mehrlingsbildung zu.

G. Rager meint daher, dass der Embryo von der Entstehung der Zygote an ein selbständiges Lebewesen ist. Er ist eine sich selbst organisierende und differenzierende Einheit, ein dynamisches und autonomes System. Im Embryo ist bereits mit seiner Entstehung festgelegt, ob sich ein Individuum oder mehrere entwickeln werden. [73]

---

[70] Vgl. Pöltner (2002), S. 181.

[71] Vgl http://de.wikipedia.org/wiki/Morula,5.05.07.

[72] Vgl. Pöltner (2002), S.181.

[73] Vgl. Pöltner (2002), S.181.

Der Übergang zur Zwillingsbildung kann systemtheoretisch als Bifurkation gesehen werden, d.h., dass dieser Übergang im biologischen Sinne als Vermehrung bzw. Verdoppelung betrachtet werden kann.

G. Rager argumentiert weiters, dass der Embryo immer schon Individualität besessen haben muss, da durch diese die Persönlichkeit des Menschen entsteht. Wenn das nicht der Fall wäre, dann müsste der Übergang vom Nicht-Individuum zum Individuum erklärt werden. Die Individualität wird bereits mit der Verschmelzung der beiden Keimzellen festgelegt. Obwohl der Zellhaufen in den ersten 14 Tagen jedem anderen Zellhaufen gleicht, sind bereits alle Gene so festgelegt, dass jeder Mensch unterschiedlich aussieht, wenn er geboren wird. Dennoch weist auch diese Aussage noch Widersprüche auf. Man muss die Individualität daher teleologisch verstehen. [74]

Wenn man an die Schutzwürdigkeit eines Embryos anknüpft, so berechtigen die Schwierigkeiten einer theoretischen Bestimmung der Mehrlingsbildung noch nicht eine verbrauchende Embryonenforschung bis zum 14 Tag nach der Befruchtung.

Hier sei auf den Grundsatz des *Tutiorismus* verwiesen, wonach bei nicht behebbarer Unsicherheit zu handeln ist, als ob die Gefahr vorliegt. *Tutiorismus* ist eine ethische Regel, gemäß der das Handeln im nicht behebbaren Zweifelsfall den sichereren Weg einzuschlagen hat.[75] Dies bedeutet anzunehmen, dass man bereits bei Verschmelzung von Ei- und Samenzelle davon ausgehen kann, dass die Individualität festgelegt ist. Individualität ist jedoch nur dann gegeben, wenn man davon ausgehen kann, dass sich aus dem Embryo ein Fötus entwickeln wird.

3.9. Ausnahmeregel?

R. M. Hare meinte zur Embryonenforschung, dass diese der Würde des Menschen hinderlich sei. Er argumentiert, dass in der heutigen pluralistischen Gesellschaft die moralischen Standpunkte von unterschiedlicher Natur seien und es unterschiedliche Meinungen zu den jeweiligen Themen gibt.

---

[74] Vgl. Pöltner (2002), S. 182.

[75] Vgl. Pöltner (2002), S. 333.

Es handelt sich auch um eine politische Entscheidung, die Embryonenforschung zuzulassen oder nicht. Hierüber sind bereits vielerlei Diskussionen in Gange (vgl. dazu die Embryonendebatte in Deutschland. Die Forschung an und mit Embryonen ist gesetzlich verboten. Forschung mit importierten embryonalen Stammzellen, wenn diese vor dem Stichtag 2.2. 02 im Ausland gewonnen wurden, ist jedoch gesetzlich erlaubt).[76]

Bezüglich der Embryonenforschung ist jedoch nicht nur die politische Sicht relevant, sondern es sollte auch die Seite des *Humanums* betrachtet werden; nämlich dass ein Embryo heranwächst und dann willkürlich zerstört werden kann. Dies würde gegen die Menschlichkeit und den Idealismus als Solchen verstoßen.

Der Embryo hat nach *R. M Hare* zwei Möglichkeiten: Einerseits niemals existiert zu haben und andererseits abzusterben. Wenn man den Embryo befragen könnte, ob er sich zu medizinischen Versuchen bereit erklären würde, würde er dies mit Sicherheit verneinen. Andererseits könnte man auch so argumentieren: Wenn Embryonen zu Forschungszwecken getötet werden, dann wissen sie nicht, was mit ihnen geschieht. Hierzu folgendes Zitat:

> „*Selbst wenn wir dem Embryo einen eigenen Standpunkt zubilligen, wüsste ich nicht, wie er sich für die eine der beiden Alternativen entscheiden könnte; denn Embryonen wissen weder in dem einen noch in dem anderen Fall, was mit ihnen geschieht. Die Gesetzgebung ist für den Embryo unwesentlich.*“[77]

Der Embryo verspürt das Sterben nicht als etwas Unangenehmes, im Gegensatz zum Erwachsenen. Für Letzteren stellt das Sterben einen unangenehmen und oftmals schmerzlichen Vorgang dar, der

> „[…] *unsere Wünsche, was wir im Falle unseres Weiterlebens noch alles getan hätten, zunichte macht. Für den Embryo hat das Sterben aber nichts Unangenehmes, und außerdem kennt er keine Wünsche.* “[78]

---

[76] Vgl. http://www.gruene-bundestag.de/cms/themenspecial-bioethik/dok/71/71672.pdf, 4.04.07.

[77] Vgl. Hare in Sass (1989), S.135.

[78] Vgl. Hare in Sass (1989), S.134.

P. Singer sieht dies genauso. Er zuerkennt menschlichen Embryonen keinerlei Rechte, da diese ihre Rechte nicht artikulieren können.

Aus diesem Grund könnte nach *Hare* argumentiert werden, dass Forschung an einem nicht verstandesfähigen Wesen zulässig wäre. Daher erscheint die Gesetzgebung für jeden Embryo unwesentlich. *R.M. Hare* tritt zwar für das Versuchsverbot von Embryos ein, doch er bejaht die Fortschritte in der Medizin. Er meint, dass es wichtig sei, mit der IVF medizinische Erfolge zu erzielen. Im Zusammenhang mit der Entstehung des Lebens meint er, dass die Befruchtung nicht den moralischen Status des Embryos rechtfertigt.[79]

> *„Auch wenn wir aus rein argumentativen Zwecken voraussetzen, dass das Leben mit der Befruchtung (wie immer die Definition lauten mag) beginnt und dass von diesem Zeitpunkt an von einer Kontinuität der individuellen menschlichen Entwicklung auszugehen ist, so dass ich also Prof. Ascombes treffend formulierte Frage: Warst du Zygote?" mit ja beantworten kann, so bleibt all dies für das moralische Problem des richtigen Gesetzes zu Embryonenversuchen dennoch ohne jede Bedeutung."* [80]

Ein Argument für die Rechtfertigung von Versuchen wäre, dass ein kranker Embryo nicht implantiert werden könne und der schadhafte Embryo sich nicht zum gesunden Kind entwickeln kann. Hierzu folgendes Zitat:

> *„Entsprechend verhält es sich in jenem Fall, wo infolge Zellteilungsstillstands keine Aussicht besteht, dass der Embryo jemals zum Kind heranwächst; bei solchen Embryonen bricht das Wachstum ab und kann mit den der In-vitro Technologie zum gegenwärtigen Zeitpunkt zur Verfügung stehenden Mitteln nicht fortgesetzt werden."*[81]

Befürworter der Stammzellenforschung sind in diesem Fall für die Stammzellenentnahme, da sich aus dem Zellhaufen kein Lebewesen entwickeln kann und ohnehin absterben würde. Dieses Argument stellt in gewissem Sinne eine Ausnahmesituation dar, denn in den meisten Fällen handelt es sich um gesunde Embryonen, welche Lebenschancen hätten, falls sie implantiert werden würden.

---

[79] Vgl. ebenda, S. 137.

[80] Vgl. Hare in Sass (1989), S. 136.

[81] Vgl. Sass (1989), S.135.

Der Embryo wäre nicht nur den Gesetzen der Natur ausgeliefert, sondern auch der Willkür des Menschen. Wenn der Embryo implantiert würde, dann könnte sich aus diesem wiederum ein heranwachsender Fötus bilden. Dieses Argument darf jedoch nicht mit einer Zwangsimplantation gleichgesetzt werden. Die Gesetzgebung, in den Ländern, in welchen verbrauchende Embryonenforschung zugelassen wird, entscheidet daher willkürlich über Leben und Tod von Embryonen. Dennoch bleibt der Würdebegriff bestehen, auch wenn täglich tausende Embryonen weltweit getötet werden bzw. für die Forschung verwendet werden. Der Würdebegriff stellt in gewissem Sinne eine subjektive unantastbare Eigenschaft dar und besitzt für menschliche Wesen einen besonderen Status.

3.9.1 Was soll mit überschüssigen Embryonen geschehen?

An dieser Stelle fragen sich einige Philosophen, wie *Hare* oder *Singer*, ob es denn Sinn mache, Embryonen am Leben zu erhalten, welche im Überschuss vorhanden sind. *Hare* ist der Meinung, dass solche Embryonen vernichtet werden sollen. Dies erscheint meiner Meinung nach auch die beste Lösung zu sein, denn keine Frau würde sich beispielsweise einen überschüssigen Embryo implantieren lassen. Es sollten jedoch auch viel weniger Embryonen erzeugt werden, um keine Überschüsse zu erzielen. Dies wird jedoch aus medizinischer Sicht nicht so einfach realisierbar sein.

An dieser Stelle kommt die Frage auf, ob es denn ethisch nicht gerechtfertigt werden kann, mit Embryonen, welche aus der verbrauchenden Embryonenforschung hervorgehen, zu experimentieren. Diese würden sowieso eines gewaltsam herbeigeführten Todes sterben und nach einem Jahr „gekocht" werden. In Österreich wird daher derzeit diskutiert, ob man die gesetzlichen Regelungen locken sollte, um mit embryonalen Stammzellen zu forschen. Die Gewinnung der embryonalen Stammzellen ist weder ausdrücklich erlaubt noch ausdrücklich verboten (Stand 2007).[82]

Hare meint bezüglich Embryonenversuchen, dass die Forscher Einblick in die Entstehung des menschlichen Lebens bekommen werden. Aus diesem Grund wären seiner Meinung nach Versuche gerechtfertigt. [83]

---

[82] Vgl. http://www.gruene.bundestag.de/cms/themenspeial-bioethik/dok/71/71672.pdf, 4.04.07.

[83] Vgl. Sass (1989), S. 137.

Die Forschung mit überschüssigen Embryonen stellt in gewissem Sinne einen Grenzbereich dar, denn für diese Zellen besteht keine Hoffnung auf Überleben. Aus diesem Grund wäre diese Methode noch am ehesten zu bejahen, um in Notfällen oder Ausnahmeregeln schwerst kranken Menschen zu helfen.

Man darf jedoch die Gefahren und Risiken nicht übersehen, die durch die IVF weiters noch hervorgerufen wurden. Durch die IVF wurde es möglich, Designerbabies zu erzeugen, die nach Maß angefertigt werden können. Hierbei handelt es sich um Babies, welche aufgrund von genetischer Manipulation verschiedene erwünschte Eigenschaften, wie Intelligenz oder Schönheit aufweisen. [84] Designerbabies erfreuen sich mittlerweile großer Beliebtheit, da die werdenden Eltern die besten Eigenschaften für ihre Kinder auswählen können.

Hinter all den schier unerschöpflichen technischen Möglichkeiten bleibt die Frage nach dem Humanum auf der Strecke, denn dieses kommt jedem Menschen zu, gleich welche Eigenschaften er oder sie aufweist.

3.9.2 Humanität durch biotechnologische Errungenschaften

Menschlich sein kann auf vielerlei Weise definiert werden. Man versteht darunter die Eigenschaften, die speziell dem Menschen als Kulturwesen zukommen. Hierzu zählen einerseits Vernunft und Verstand, Kommunikationsfähigkeit sowie Liebesfähigkeit. Es ist nicht abzustreiten, dass diese Eigenschaften nicht auch den Tieren zukommen, doch der Mensch steht auf einer höheren Entwicklungsstufe als das Tier. Dies ist darauf zurückzuführen, dass er sich aus dem Affen entwickelte.

Andererseits liegt die Humanität in der Nächstenliebe begründet. Diese besagt, niemandem zu schaden und ihn gütig zu behandeln. Sie begründet sich in der menschlichen Tätigkeit. Die Aufgabe des Arztes ist es beispielsweise, dem Schwerstkranken zu helfen. Es würde gegen die Humanität verstoßen, diesem nicht zu helfen und ihn leiden zu lassen.

Die Humanität kann auch oft in Frage gestellt werden, bezüglich Euthanasie und Organspende, da der Wert des Einzelnen verloren geht, wenn er geopfert wird. Weiters stellt sich die Frage, ob eine Gütertrennung vorgenommen werden kann.

---

[84] Vgl. http://www.innovations-report.de/html/berichte/medizin_gesundheit/bericht-19371.html, 25.05.08

H. Hepp meint, dass am Menschen nicht mehr experimentiert wird, sondern der Mensch selbst zum Objekt des Experiments wird. Der Mensch kann sich/versucht sich in gewissem Sinne nachzubilden, in dem er in sein eigenes Erbgut eingreift. Daher verlangen die neuen biotechnologischen Errungenschaften hohes Verantwortungsbewusstsein von den Wissenschaftlern.

Ein weiteres Problem der IVF ist, dass durch diese Methode die Eltern anonym bleiben können. Dies würde jedoch bedeuten, ausschließlich auf das Recht der Elternschaft zu verzichten. Das Kind hätte daher drei oder vier verschiedene Eltern. Es müssten daher Änderungen im Familienrecht vorgenommen werden. Die Probleme liegen im Personenstand rechtlichen Status des Kindes und der Rechtsbeziehung zu der genetischen und biologischen Mutter. Es stellen sich verschiedene ethische Fragen, wie:

- Wer trägt die gesundheitliche und versicherungsrechtliche Verantwortung für die Schwangerschaft und die Geburt der Amme?
- Was geschieht, wenn das Kind missgebildet ist?

Es stellt sich daher die Frage, ob alles Machbare in der Medizin gerechtfertigt erscheint. Vorteil und Nützlichkeit der Forschung kann nicht jedes Mittel in der Medizin rechtfertigen. Die Unantastbarkeit des menschlichen Lebens sollte für den Forscher die oberste Priorität sein. Ethik und die moderne Medizin müssen daher Hand in Hand gehen, um Missbrauch zu vermeiden und den Menschen in seiner Würde als Solcher nicht zu verletzen.[85]

Die katholische Kirche lehnt aufgrund der ethischen Probleme die extrakorporale Befruchtung ab, denn dies widerspricht dem natürlichen Zeugungsakt. Hier treten die Diskurse von Theologie und die Philosophie ins Spiel.

Anthropologisch ist der Mensch im Sinne der Unteilbarkeit zu verstehen – als *Individuum personale*. Aus wissenschaftlicher Sicht ist es daher unklar auszusprechen, wann der Embryo als Person gilt. *R. Löw* meint, dass der Embryo von der Befruchtung an teleologisch verfasst ein Mensch ist.[86]

---

[85] Vgl. Alle hier genannten Infos : Hepp in Marquard (1987), S.21.

[86] Vgl. Hepp in Marquard (1987), S.16.

3.10. Wichtige Positionen zum Embryonenschutz

Es gibt insgesamt drei Positionen, welche sich mit der Frage der Würde des Menschen beschäftigen. *G. Pöltner* unterscheidet folgende:

1. *Kategorisches Verbot* im Zusammenhang mit der unteilbaren Menschenwürde. Aus dieser ergibt sich der umfassende Lebensschutz von Anbeginn an, welcher jegliche Güterabwägung auch aus medizinischer Sicht gesehen ausschließt.

2. *Die gradualistische Position* plädiert für einen vom Entwicklungsgrad des Embryos abhängigen Lebensschutz, welcher eine Güterabwägung hinsichtlich hochrangiger Forschungsziele und damit eine Forschung an und mit Embryonen zulässt. Mit dem Beginn neuen menschlichen Lebens geht nicht schon dessen Schutzwürdigkeit einher. Die mittlere Position besagt, dass dem Embryo Schutzwürdigkeit zukommt, diese jedoch nicht immer in Bezug auf Forschungszwecke einzuhalten sei.

3. *Die dritte Position* kennt keine Schutzwürdigkeit des Embryos, mit der Begründung, dass es sich lediglich um Zellhaufen handelt.[87] Diese ist die vorwiegend atheistische Position, an welcher die meisten Wissenschaftler festhalten (vgl. dazu Forschungsfreiheit Art 5 Abs.3 GG)[88]. Diese Position vertritt weitgehend ein reduktionistisches Weltbild, welches keinerlei Ansprüche an die Moral stellt. Einer der Gründe hierfür liegt im utilitaristischen Prinzip begründet. *Hare* meint hierzu:

   „Es würde uns freilich der Klarheit einen großen Schritt näherbringen, wann man zu der Erkenntnis käme, dass es – zumindest im Falle des Embryos – mit moralischen Fragen einfach nichts zu tun hat, ob oder zu welchem Zeitpunkt aus ihm ein eigenständiges menschliches Wesen wurde. Worauf es allein ankommt, ist, was wir der Person (Person im gängigen Wortsinne verstanden) antun, zu der der Embryo sich (möglicherweise) entwickelt.“[89]

---

[87] Vgl. Pöltner (2002), S. 173. Letzte Position ist aus ethischer Sicht am Verwerflichsten. Der Embryo wird als Ersatzteillager betrachtet, welcher nur Mittel zum Zweck ist. Diese Denkrichtung verstößt gegen die goldene Regel und ist daher ethisch sehr bedenklich.

[88] Vgl. Merkel R. (2002), S.41.

[89] Vgl. Hare in Sass (1989), S. 137.

B. Irrgang meint, dass der Nutzen der Heilungschancen hierbei eine große Rolle spielt. In einem Zitat heißt es, dass:

> *„Es handelt sich um ein Paradigma des Verbesserns, des Konstruierens und des Heilens; die Unterstützung des Entwicklungspotentials von Lebensformen und Organismen, in der die Kreativität und das Bioingenieurwesen eine zentrale Rolle spielt. Hier geht es um das Züchtungsparadigma, das Selektionsparadigma und die Optimierung und Perfektionierung, wie sie technische Entwicklung von Artefakten zugrunde liegt (innovative Technologie, Freiheit der Forschung).“*[90]

Anhand dieser 3 Positionen kann abgeleitet werden, dass menschliches Leben unterschiedlich bewertet wird. Eine einheitliche Position stellt die katholische Kirche dar, da es hier keine unterschiedlichen Beurteilungen bezüglich der Entstehung des menschlichen Lebens gibt.

Hierzu ein kleiner Ausschnitt: Durch die Instrumentalisierung menschlichen Lebens könnte diese auch auf wehrlose Gesellschaftsschichten, wie beispielsweise Alte und Behinderte ausgedehnt werden. Weiters kann man nicht einfach einem weniger entwickelten Lebewesen weniger Lebensrecht zusprechen, als einem bereits entwickelten menschlichen Wesen.

M. Hengstschläger meint, dass eine vergleichende Wertung des Lebens abzulehnen ist.[91] Wenn es zur Güterabwägung bei Embryonen kommt, dann könnten auch Schwerstbehinderte nach dieser in lebenswertes und in lebensunwertes Leben eingeteilt und dann eliminiert werden. Dies würde meiner Meinung nach jedoch gegen das Grundrecht der Freiheit und gegen die Menschlichkeit und Menschenwürde verstoßen, da niemand aufgrund einer Behinderung diskriminiert werden sollte.

Zusammengefasst kann gesagt werden, dass die Medizin und Forschung durch ethische Rahmenbedingungen begrenzt werden muss, um Missbrauch zu verhindern. Weiters stellt die embryonale Stammzellenforschung eine bedenkliche Methode dar, da durch diese Leben instrumentalisiert wird. Die Würde des Menschen liegt meiner Meinung nach darin begründet, dass der Mensch als spezifisch menschlich definiert wird, unabhängig von seinem Entwicklungsstadium.

---

[90] Vgl. Irrgang (2005), S. 30.

[91] Vgl. Hengstschläger (2001), S.157.

Einer der Gründe hierfür liegt darin, dass alle Menschen einmal Zygoten waren und nicht aufgrund ihres Entwicklungsstandes verworfen wurden. Die durch IVF erzeugten Embryonen stellen in gewissem Sinne einen Überschuss dar. Diese müssen unabhängig von ihrem Entwicklungsstand vernichtet werden.

3.11. Lebensschutz als Interessenschutz

In der Debatte um den Lebensschutz spielen zwei Standpunkte eine große Rolle: Einerseits die Position eines abgestuften Lebensschutzes, die den Lebensschutz an das Vorliegen sog. moralisch relevanter Eigenschaften bindet (Lebensschutz als Interessenschutz) und andererseits die Position des umfassenden Lebensschutzes, welche den Lebensschutz an das Menschsein heftet und ihn als grundlegendes Menschenrecht betrachtet.

Der umfassende Lebensschutz steht für das generelle Tötungsverbot. Dieser beinhaltet kein absolutes Verbot, d.h. es wird das Töten nicht unter allen Umständen verboten.[92] Hier sei auf die überschüssig erzeugten Embryonen verwiesen, die keinerlei Verwendung finden.

Eine utilitaristische Befürwortung verbrauchender Embryonenforschung versteht unter Lebensschutz einen abgestuften Interessenschutz. Ein menschliches Wesen ist nicht deshalb schutzwürdig, weil es menschlich ist, sondern nur unter der Bedingung, dass es zukunftsbezogene Wünsche äußert. Dadurch bildet es ein Interesse an seinem Leben aus.

N. Hoerster meint, dass dort, wo keine Überlebensinteressen verletzt werden, oder die Tötung im Interesse des Verletzten liegt, kein Lebensschutz besteht. Hier würde das Abtreibungsverbot bzw. das Verbot aktiver Euthanasie nicht gelten. Er meint, dass deshalb eine Unterklasse menschlicher Individuen ausgesondert werden könnte. Aus der Wertschätzung des menschlichen Lebens folgt keineswegs, so *N. Hoerster*, dass jedes menschliche Individuum ein eigenständiges Recht auf sein Leben erhalten muss. Weiters sei menschliches Wesen oder menschliches Individuum nicht dasselbe.

Hierzu sei jedoch angemerkt, dass beides einander bedingt. Dies wird dadurch ersichtlich, dass aus einem Zellhaufen ein individuelles menschliches Wesen entstehen kann.

---

[92] Vgl. Pöltner (2002), S. 196.

Die Gattungszugehörigkeit begründet nach *Hoersters* Ansicht keinen Lebensschutz. Die Berufung auf diese gilt lediglich als Rekurs auf ein biologisches Faktum und wird als eine Art Speziezismusvorwurf bezeichnet. Speziezismus bedeutet Bevorzugung der eigenen Spezies, aufgrund von moralisch irrelevanten Daten.[93]

N. Hoerster meint neben der radikalen Position von *Singer*, dass auch ein *„Nasciturus"* selbst kein Anrecht darauf habe, die Eigenschaft der Personalität zu erlangen, d.h. jenen Zustand zu erreichen, in welchem er wirklich ein Lebensrecht besitzen würde.

In diesem Zusammenhang kommt die Frage aus rechtsethischer Sicht auf, ob dem Embryo nicht dennoch ein Recht auf Leben zukommt. Weiters muss man sich vor Augen halten, wann menschliches Leben beginnt: Es gibt hierzu die unterschiedlichsten Stellungnahmen. *Hoerster* versucht zu definieren:

> *„Ist der Embryo schon ein Mensch? Oder ist der Embryo noch kein Mensch? Oder ist der Embryo vielleicht von einem bestimmten Zeitpunkt seiner Entwicklung an – etwa wenn er zum Fötus wird oder wenn er auch außerhalb des Mutterleibs auf Dauer überlebensfähig wäre – ein Mensch?"*[94]

Tatsache ist, dass der Embryo als Solcher nicht einheitlich verfassungsrechtlich geschützt ist, wie z.B. dem BGB zu entnehmen ist. Die Abgeordneten berufen sich auf Art. 2 des BGB, in welchem zu finden ist, dass jeder zwar ein Recht auf Leben hat, dieser „jeder" aber nicht ausdrücklich definiert ist. Auch aus strafrechtlicher Sicht handelt es sich beim Embryo auch nicht um einen richtigen Menschen. Daher ist die Abtreibung gesetzlich erlaubt, obwohl diese bei Kritikern einen Mord am werdenden Leben darstellt.

Hoerster entwickelt weiters ein Schema, um zu prüfen, ob dem Embryo Leben zukommt. Er unterscheidet die religiöse, die metaphysische und die interessensorientierte Begründung.

Nach christlicher Auffassung ist der Mensch ein Ebenbild Gottes, der würdevoll behandelt werden muss und nicht zerstört werden darf.

---

[93] Vgl. Pöltner (2002), S. 332.

[94] Vgl. Hoerster (2002), S.38.

Niemand soll einen Embryo töten, gleich ob ihm Lebensrecht zukommt oder nicht. Das Leben des Menschen beginnt daher nach dieser Auffassung mit der Befruchtung.

Die zweite Begründungsweise fußt auf der metaphysischen Betrachtung. Das Recht auf Leben ist Teil der naturrechtlichen oder der vernunftrechtlichen Normenordnung. Doch diese Argumente müssen als gescheitert betrachtet werden, da die Mehrheit der Menschen von einer metaphysischen Existenz dieser oder jener Art gelenkt werden. *Hoerster* meint daher, dass es kein prinzipiell erkennbares Naturrecht gibt und dieses daher keine verlässliche Erklärung für den Status des Embryos darlegen kann.[95]

Die interessenorientierte Begründungsweise stellt nach *Hoerster* die plausibelste Erklärung dar. Es handelt sich dabei um das Individualrecht am ungehinderten Weiterleben – am Überlebensinteresse. Hierzu folgendes Zitat:

> *„Ein Wesen hat ein Interesse an x immer dann, wenn es entweder einen Wunsch (verstanden als bewusstes Streben) nach x hat oder wenn es einen Wunsch nach y hat oder wenn x eine geeignete Bedingung zur Erlangung von y ist.“*[96]

Er stellt sich aufgrund dieses Arguments die Frage, weshalb dann allen menschlichen Individuen Lebensrecht zukommen soll, bezüglich der Embryonen jedoch Uneinigkeit herrscht. Das potentielle Lebensrecht des Embryos verwirklicht sich im aktuellen Lebensrecht des Menschen.

> *„Der Embryo als potentieller Mensch muss nicht unbedingt dieselben Rechte erhalten wie ein aktueller Mensch. Ein Kind erhält ja auch nicht das politische Wahlrecht, weil es ein potentieller Erwachsener ist.“*[97]

Hierzu sei jedoch Folgendes angemerkt: Dieses Argument erfüllt vage die Interessen und Rechte des späteren Erwachsenen. Dies ist der Fall, wenn die Mutter in der Schwangerschaft den Embryo durch Alkoholmissbrauch schädigt. Eine Interessenverletzung muss dem Betroffenen, dem potentiellen Embryo nicht bekannt sein, da er sich nur in der Mutter entwickeln kann. Der Embryo würde

---

[95] Vgl. Hoerster (2002), S. 41.

[96] Vgl. Hoerster (2002), S.71.

[97] Vgl. ebenda, S.103.

bei Bewusstsein bestimmt nicht einwilligen, geschädigt werden zu wollen. Daher spielt der Verantwortungsbegriff eine große Rolle, denn dieser artikuliert die Wünsche des Embryos; nämlich zu überleben. Die rechtliche Sichtweise gerät daher an die Ethische. Aus der rechtlichen kommt dem Embryo kein Lebensschutz zu, aus ethischer Hinsicht jedoch schon. Hierin liegt auch eine Zäsur zwischen Recht und Ethik vor.

Der Sinn des Embryos aus biologischer Sicht ist es, zu überleben und sich zu einem lebensfähigen menschlichen Fötus zu entwickeln. *Hoerster* meint, dass aus diesem Grund dem Embryo noch kein Lebensrecht zugesprochen werden kann. Das Argument hierzu lautet:

> „*[...] Und andererseits hat der Embryo ein gewisses potentielles Überlebensinteresse in seinem zweiten Lebensmonat mit Sicherheit so sehr wie in seinem fünften Lebensmonat.*"[98]

Er spricht den heranwachsenden Feten jegliches Überlebensinteresse ab. *N. Hoerster* nimmt weiters eine Unterscheidung zwischen dem Embryo in vivo und in vitro vor. Der Embryo in vivo wird nicht strafrechtlich geschützt, sondern es obliegt der Mutter, ob sie den Embryo abtreibt oder nicht.

Der Embryo in-vitro hätte im Gegensatz zum Embryo in vivo keinerlei Überlebenschancen, wenn er nicht in den Uterus eingesetzt wird. [99]

Das potentielle Ehepaar kann daher entscheiden, ob der genetisch vorbelastete Embryo implantiert wird oder nicht. Die Frau wird sich jedoch immer für den genetisch gesunden Embryo entscheiden, da dieser ein geringeres Risiko mit sich bringt.[100]

N. Hoerster meint bezüglich der PID, dass die Selektion in vitro zulässig ist, da auch die Abtreibung in vivo erlaubt ist. Weiters herrscht keine Zwangsselektion vor, denn diese basiert auf dem Wunsch der Mutter.

Bezüglich des zweiten Arguments wäre es absurd zu behaupten, einen gesunden Embryo bzw. Fötus abzutreiben, nicht jedoch einen genetisch defekten Embryo.

---

[98] Vgl. ebenda, S 108.

[99] Vgl. ebenda, S.120.

[100] Vgl. ebenda, S.120-121.

Weiters ist das Diskriminierungsverbot nicht ausschlaggebend in Bezug auf die Toleranz in der Gesellschaft, denn viele Menschen werden beispielsweise durch Unfälle an den Rollstuhl gefesselt. Es können auch Behinderte ein erfülltes Leben führen. Ein Schutzinteresse an dem betroffenen Embryo liegt nicht vor, da die Abtreibung gesetzlich erlaubt ist, so *Hoerster*. Hierzu folgendes Zitat:

> *„Der Personenbegriff spielt nicht nur in unserer Verfassung keine Rolle. Er ist auch als ethisches Kriterium schon deshalb ungeeignet, weil er außerordentlich vage ist und – je nach Einstellung des betreffendes Autors – als Vehikel ganz unterschiedlicher (empirischer, metaphysischer sowie religiöser) Attribute dienen kann.“*[101]

Bezüglich Embryonenforschung bestehen keine ethischen Bedenken, wenn die Eltern dieser zustimmen. Das Leben des Menschen zählt mehr als das des potentiellen Wesens.

Bezüglich des Lebensschutzes des Embryos *in vitro* meint *N. Hoerster*, dass dieser nur seriösen Fachkräften anvertraut werden darf. Diese müssen öffentlich überwacht werden. Der Lebensschutz des Embryos in vivo kann durch die Schwangerenberatung gefördert werden.[102]

In Zusammenhang mit *Hoerster* sei auch der Personenbegriff bei *J. Locke* erwähnt. Beim Menschen spielt jedoch nicht nur der Körper eine Rolle, sondern auch die moralische Relevanz von Eigenschaften. Lebensrecht besitzen in utilitaristischer Position nur Personen.

Maßgeblich hierbei ist nicht der ontologische Personenbegriff, sondern der bewusstseinstheoretische Personenbegriff von *John Locke*, welchen er in seinem Werk „*An Essay concerning human Understanding*“ darlegte. Dieser bewusstseinstheoretische Personenbegriff trennt das Menschsein vom Person sein. Das Person sein ist abhängig von bestimmten Eigenschaften und Fähigkeiten. [103]

Aufgrund dieser Annahmen schließt nun *J. Locke*, dass es demnach einige menschliche Lebewesen gibt, welchen nicht der Begriff des Personseins zukommt. Man spricht in diesem Fall von Feten, Neugeborenen oder Komatösen.

---

[101] Vgl. ebenda, S. 108.

[102] Vgl. ebenda, S.132.

[103] Vgl. Brasser (1999), S.79.

Da diese menschlichen Individuen keine Personen zu sein scheinen, so heißt es, unterliegen sie nicht dem Tötungsverbot. Hierzu sei jedoch angemerkt: Dies würde jedoch bedeuten, dass sie kein Recht auf Leben hätten und der Willkür eines Dritten, welcher eine strafbare Tat begeht, ausgesetzt wären.

Anhand der oben genannten Thesen wird das Klassendenken sichtbar, denn es gibt Menschen die ein würdiges Leben führen und solche, welchen dieses Glück nicht beschieden ist. Aus diesem Grund würde es eine Bewertung des Lebens geben, welche jedoch ethisch nicht vertretbar ist.

Eine Freigabe gegenseitiger Tötung würde dem Prinzip der Glücksmaximierung und der Unlustminimierung widerstreiten, da das Tötungsverbot generell auf alle menschlichen Lebewesen ausgedehnt sein muss. Jede Person müsste sonst fürchten, Opfer zu werden. daher folgendes Zitat:

> *„Ein generelles Tötungsverbot folgt nicht aus der Achtung der Menschenwürde, sondern aus einem intersubjektiven Interesse und dient der Personenwürde."*[104]

Viele Wissenschaftler, Rechtsgelehrte und Theologen stellen sich die Frage nach dem Lebensrecht. Aus wissenschaftlicher Sicht handelt es sich lediglich um einen Zellhaufen, welcher vielleicht eines Tages dem Menschen Heilung versprechen kann.

Tatsache ist, dass den Embryonen aus strafrechtlicher Sicht kein Schutz zukommt, ebenso wenig, wie die Abtreibung verboten ist. Aus diesem Grund könnte die umstrittene embryonale Stammzellenforschung zugelassen werden. Hier sei jedoch auf das Argument der Menschenwürde verwiesen, welches die ethischen Prinzipien besonders hervorhebt. Menschenwürde wird unterschiedlich definiert. Zweckmäßige Tötung bedeutet jedenfalls Würdeverletzung.

***Aus juristischer Sicht besteht*:**

1. Schutz der körperlichen Integrität
2. Schutz der materiellen Lebensgrundlage (materielles Existenzminimum)
3. Gewährleistung elementarer Rechtsgleichheit.

[104] Vgl. Pöltner (2002), S.200.

Die Conclusio aus diesen drei Grundsätzen wäre, dass menschliches Leben schützenswert ist, bzw. nicht zu utilitaristischen Zwecken missbraucht werden sollte.[105]

Es kommt zu einem Diskurs zwischen Menschenrecht und Menschenwürde. Die Menschenwürde ist im Speziellen im christlichen Denken verankert und verbietet biotechnologische Eingriffe.[106] Menschenrecht als Solches kommt jedem Menschen zu, es ist im Grundrechtskatalog verankert. Menschenrecht auf Leben verbietet jedoch utilitaristische Gesamtkalkulation auf Kosten des Individuums. Dennoch sind biotechnologische Eingriff erlaubt, auch wenn sie nicht staatlichen Förderungen unterliegen. (vgl. dazu Versuche in USA, Deutschland und Frankreich).

3.12. Zellenspende von Föten

Eine weitere Zellentnahme von Stammzellen bietet sich durch abgestorbene Föten an. Hier werden die moralischen Bedenken als „geringer" eingeschätzt, da das Lebewesen bereits abgestorben ist. Dennoch ist nicht von der Hand zu weisen, dass die Eltern ihre Zustimmung zu diesem Eingriff abgeben müssen.

Für eine solche Transplantation waren jedoch 6 bis 8 Feten notwendig, um einen Parkinson Patienten zu helfen. Die Transplantation von fetalem Gewebe ist nicht nur wegen seiner ethisch bedenklichen Methode umstritten, sondern auch wegen ihrem mäßigen Erfolg. Es wurde bekannt, dass sich das Infektionsrisiko zunehmend erhöhte.[107]Weiters darf man nicht vergessen, dass es dadurch zu Massenabtreibungen kommen könnte, da finanzielle Hintergründe dahinter stecken. Der Fötus würde zunehmend instrumentalisiert und die ethischen Bedenken der Abtreibung würden abgeschwächt werden. Es könnte unter Umständen sogar zu legitimierten Schwangerschaftsabbrüchen kommen, um Zellgewebe für Geschwister entnehmen zu dürfen.

Aus abgetriebenen Feten wird hauptsächlich fetales Nervengewebe entnommen, um neuronale Krankheiten zu heilen. Dies betrifft in erster Linie die Krankheiten

---

[105] Vgl. http://www.hss.de/downloads/Folien_Vortrag_Bauer.pdf, 4.04.07.

[106] Vgl. Pöltner (2002), S.49.

[107] Vgl. http://www.ekd.de/gesellschaft/vortraege-huber_010911.html, 06.05.07.

Parkinson, Alzheimer, Chorea Huntington usw. Dieses Verfahren wird in Deutschland nicht angewendet.[108]

Man muss jedoch auch an die Folgen denken, welche daraus resultieren können. Hier sei auf die Entstehung großer Organbanken verwiesen. Diese würden menschliches Gewebe teuer vermarkten und falls es keine Verwendung mehr finden sollte, einfach entsorgt. Im gesamten Spender- und Empfängersystem würden Gewinne erzielt werden, welche zu Missbrauch und Entwürdigung des menschlichen Leibes führen könnten. Die Ärzte bzw. Chirurgen, welche fötales Gewebe entnehmen, können mit großer Wahrscheinlichkeit in wirtschaftlicher Hinsicht am meisten profitieren. Hier sei beispielsweise auf die Anenzephalie verwiesen, bei welcher die Organentnahme am Neugeborenen stattfindet.

3.13. Embryonenadoption

Durch die IVF werden wie bereits oben dargelegt, viel zu viele Embryonen erzeugt, die dann unterschiedlich lange gelagert werden müssen. Dieser Vorgang wird auch als Kryokonservierung bezeichnet. Diese geschieht durch Tiefgefrierung von biologischem Material, um dieses zu lagern.[109]

Naturwissenschafter möchten sich diesen Embryonen nun zu Nutze machen, um an ihnen zu forschen. Sie sehen darin nur biologisches Material, das sich erst zum Menschen entwickeln muss.

Es werden verschiedene Entwicklungsstufen unterschiedlich angesetzt. Einige meinen, dass die Einnistung in die Gebärmutter entscheidend ist, andere wiederum plädieren für die Ausbildung des Primärstreifens als wichtiges Unterscheidungsmerkmal. Erst dann, so heißt es, ist die Mehrlingsbildung ausgeschlossen und die Individuation beendet.

Wiederum andere halten die Ausbildung von neuronalen Voraussetzungen für entscheidend. Hier seien genannt: Schmerzempfindung, Interessenfähigkeit, Rationalität. Diese Fähigkeiten seien nötig, um Ansprüche zu unterhalten, Leben zu schützen bzw. Schutzansprüche zu begründen. Zu letzteren Argumenten sei

---

[108] Vgl. http://www.ekd.de/gesellschaft/vortraege-huber_010911.html, 06.05.07.

[109] Vgl. Pöltner (2002), S. 330

jedoch angemerkt, dass es nicht wissenschaftlich feststellbar ist, ab wann einem Embryo diese Eigenschaften zukommen.[110]

Die Gegner der verbrauchenden Embryonenforschung meinen, dass diese nicht vernichtet werden dürfen. Man könnte, so argumentieren sie, diese zur Adoption freizugeben *(Embryoadoption)*.

Ferner fürchten sie, dass die überzähligen Embryonen Forscher noch weiter verleiten könnten, Embryonen speziell für die Stammzellforschung herzustellen. Dies ist jedoch in einigen Ländern bereits der Fall, wie z.B. in Israel. Ein weltweit bekannter Wissenschaftler auf diesem Gebiet ist *Joseph Itzkovits* von der Universitätsklinik *Haifa. J. Itskovits* exportiert Stammzellen aus Israel in viele Länder Europas, in welchen die Stammzellengewinnung verboten ist.[111] Hier wird die Doppelmoral sichtbar, denn einerseits will man in den Ländern, wo embryonale Stammzellenforschung nicht erlaubt ist, forschen, doch man möchte nicht für die Zellentnahme von Embryonen zur Verantwortung gezogen werden.

Die Befürworter der verbrauchenden Embryonenforschung sprechen sich gegen die Embryonenadoption aus. Dadurch komme es nur zur gespaltenen Mutterschaft mit erheblichen Risiken für das Kind. Die Freigabe von Embryonenadoption würde Leihmutterschaften verdecken und dies hätte wiederum Zwangsadoptionen und nur eine Kommerzialisierung zur Folge.

Weiters würden Embryonen, die über längere Zeit kryokonserviert würden, erhebliche Schädigungen erleiden. Daher seien Embryonen für die Embryoadoption unbrauchbar.[112]

Es ist umstritten, inwiefern die Kryokonservierung für den Embryo schädlich ist. Tatsache ist jedoch, dass es dadurch zu Embryobanken kommt. Dadurch wird der Mensch als Solcher in seiner Würde verletzt, denn er wird zum ‚Wegwerfprodukt' degradiert, indem man die Potentialität des Menschseins vermarktet.

Ich vertrete nicht diese radikale Position der Embryoadoption, da es dadurch zu Zwangsschwangerschaften kommen würde und dies sowohl die Frauen als auch

---

[110] Vgl. http://www.drze.de/themen/blickpunkt/Stammzellen/index_html,28.06.06.

[111] Vgl. http://www.wdr.de/themen/forschung/1/stammzell_import/index.jhtml, 1.03.07.

[112] Vgl. http://www.drze.de/themen/blickpunkt/stammzellen/index_html, 28.06.06.

die Embryonen instrumentalisieren würde. Die Ehrfurcht vor dem Leben sollte in jeder Weise gewahrt werden.

Ein weiteres schwerwiegendes Problem stellt der Fetozid dar. Dieser besagt, dass eine Mehrlingsschwangerschaft herbeigeführt oder in Kauf genommen wird. Dabei kommt es zu überzähligen Feten mit allgemein verringerten Lebenschancen. Zwecks Verringerung der Risiken für Mutter und Kind wird die Anzahl der auszutragenden Feten verringert, um so die Lebenschancen für die übrig Gebliebenen zu erhöhen. Die Tötung erfolgt dabei nicht nach medizinischen Gesichtspunkten, sondern unter der besten technischen Möglich- und Erreichbarkeit.[113]

Man muss sich die Frage stellen, ob die verbrauchende Embryonenforschung das einzige Mittel zur Erlangung des Ziels, nämlich der Herstellung von überzähligen Embryonen darstellt.

Der Blick auf das individuelle Schicksal, der besonders bei den Ärzten vorliegt, darf die ethischen Dimensionen nicht verkennen. Der Vorbildcharakter einer Häufung individuell getroffener Entscheidungen kann gesellschaftliche Trends verstärken, die umgekehrt wiederum die Entscheidungssituation des Einzelnen beeinflussen können. [114] Die PID könnte demnach auch missbräuchlich auf gesunde Ehepaare ausgedehnt werden. Hier ist gemeint, dass an das Gewissen des Einzelnen appelliert werden muss, um die PID nicht als lobenswerte Möglichkeit der Wissenschaft abzutun, sondern auch ihre Gefahren zu erkennen.

3.14. Menschenrechte

Es gibt unterschiedliche Gesetzeslagen in der EU und ebenso der Grundrechtscharta, welche jedoch nicht einheitlich verwirklicht ist. Es handelt sich hierbei um einen Wertekatalog, welcher die Grundrechte in der EU zusammenfasst und dadurch sichtbar macht. Die Charta umfasst in 50 Artikeln garantierte Rechte, welche neben den Artikeln der europäischen Menschenrechtskonvention bestehen. Hierzu zählen Recht auf Leben, Recht auf Eigentum oder dem Verbot der Folter. Sie umfasst auch soziale Grundrechte, wie das Recht auf Arbeiten, das Recht auf soziale Sicherheit und soziale Unterstützung oder das Recht auf Um-

---

[113] Vgl. Vgl. Pöltner (2003), S. 158.

[114] Vgl. Pöltner (2003), S. 160.

weltschutz. Eine unmittelbare Stärkung des Grundrechtschutzes ist hiermit nur eingeschränkt verbunden. Die Charta ist derzeit nicht rechtlich verbindlich.[115]

Auch in der allgemeinen Erklärung der *UNESCO* finden sich Bestimmungen über das menschliche Genom (Ausschnitte aus dem Jahr 1997)

Art.2. *Jeder Mensch hat das Recht auf Achtung seiner Würde und Menschenrechte, unabhängig von seinen genetischen Eigenschaften.*

Art.10 *Keine Forschung oder deren Anwendung betreffend das menschliche Genom, insbesondere in den Bereichen der Biotechnologie, Genetik und Medizin, soll Vorrang vor der Achtung der Menschenrechte, Grundfreiheiten und Menschenwürde haben.*

Art.11. *Praktiken, die der Menschenwürde widersprechen, wie das reproduktive Klonen von Menschen, sind nicht erlaubt. Die Staaten und zuständigen Organisationen werden aufgefordert, gemeinsam daran zu arbeiten, derartige Praktiken zu benennen und auf nationaler oder internationaler Ebene gemeinsam Maßnahmen festzulegen, um die Achtung der in diesen niedergelegten Grundsätzen sicherzustellen.*[116]

Die Staaten haben erkannt, dass die Schnelllebigkeit der Forschung neue Flexibilität in der Gesetzgebung benötigt. Man unterscheidet daher zwischen liberalen und restriktiven Gesetzgebungen. Ein einheitlicher Konsens konnte bis jetzt jedoch noch nicht gefunden werden.

3.15. Embryonenforschung und rechtliche Überlegungen in Österreich

Ch. Kopetzki, ein Medizinrechtler der Uni Wien, meinte im Zusammenhang mit der embryonalen Stammzellenforschung, dass es keinen einheitlichen Gesetzesentwurf gibt und dass das FmedG keinen konsistenten Embryonenschutz kennt.

Im Mittelpunkt der verfassungsrechtlichen Diskussion steht das therapeutische Klonen. Artikel 2 der EMRK besagt, dass jedem Menschen ein Recht auf Leben zukommt. Dieses wird gesetzlich geschützt. An dieser Stelle kann jedoch eingeworfen werden, dass das Leben von Embryonen nicht explizit geschützt wird.

---

[115] Vgl. Raschauer (2005/06), S.80.

[116] Vgl. Tschöpe (2002), S. 3.

Dies geschieht beispielsweise durch die Abtreibung, bei welcher in erster Linie das Leben der Mutter im Vordergrund steht.[117] Hierzu sei angemerkt, dass Abtreibung in medizinisch gerechtfertigten Fällen durchaus erlaubt ist.

Darüber hinaus stellt weder das B-VG noch das STGG 1867 ein eigenständiges Recht auf Leben dar. Es konnte damit kein vorausgesetztes Recht auf Leben abgeleitet werden. Der OGH und der VfGH beziehen sich jedoch nicht auf Art.2 EMRK, da sie der Meinung sind, dass das Lebensrecht erst dem geborenen Menschen zukommt. Dieser Meinung folgt ein großer Teil der Lehre. Dennoch kommt dem Embryo als Solchem, da er die Gattung Mensch repräsentiert, Würde und daher Schutzwürdigkeit zu. Dies ist auch einer der Gründe, weshalb in Österreich bis jetzt die embryonale Stammzellenforschung nicht erlaubt ist.

Art. 18 des MRB steht für den Schutz von Embryonen ein. Er verbietet das therapeutische Klonieren, da die Technik des Kerntransfers und die Entwicklung künftiger Therapiemethoden nur über den Weg der verbrauchenden Embryonenforschung funktioniert, d.h. Inkaufnahme der Erzeugung von Embryonen zu Forschungszwecken.

Die Frage der Zulässigkeit solcher Manipulationen mit Embryonen und deren Erzeugung zu Forschungszwecken kann nicht abschließend beantwortet werden, da der Art. 18 MRB nicht absolut gewährleistet ist. Österreich wäre daher nicht gehindert, den Schutz der Embryonen aufrechtzuerhalten oder weiter zu führen.[118]

Zum therapeutischen Klonieren äußert sich *Ch. Kopetzki* nun in folgender Weise:

> „*Zusammenfassend kann man daher festhalten, dass weder auf Ebene des Europarats noch anderen internationalen Normen ein absolut völkerrechtliches Verbot des therapeutischen Klonierens besteht.*“[119]

Hier bezieht sich *Ch. Kopetzki* auf die unterschiedlichen Definitionen des Personenbegriffs, welcher von Land zu Land variiert. Er meint, dass die embryonale Stammzellenforschung kein verfassungsrechtliches, sondern ein ethisches, religiöses und rechtspolitisches Problem darstellt. Die rechtspolitische und ethische

---

[117] Vgl. http://science.orf.at/science/news/25584, 25.5.08

[118] Vgl. Kopetzki in Biotechnologie und Recht (2002), S.63.

[119] Vgl., Kopetzki in Biotechnologie und Recht (2002), S.64.

Auseinandersetzung wird gewiss nicht leichter, da sich der Rekurs auf vermeintlich verfassungsrechtliche Bastionen, wie Menschenwürde oder das Recht auf Leben als wenig tragfähig erweist. Hiermit legt *Kopetzki* dar, dass der Embryo von gesetzlicher Seite her nicht unbedingt schützenswert erscheint.[120]

Es handelt sich dabei um eine Streitfrage, die embryonale Stammzellenforschung zuzulassen oder nicht, denn es kann im Grunde nur ein Ok oder kein Ok geben. Da sich die durch die IVF erzeugten Embryonen jedoch nicht zu Föten entwickeln können, ist das Ok anzunehmen.

3.16. Weitere ethische Fragen

D. Birnbacher meinte, dass man unterscheiden müsse zwischen genuin moralischen und bloßen Kulturnormen, nämlich einerseits zwischen ethisch wohlbegründeten und daher zwingend verpflichteten und andererseits solchen, die nur die tatsächlichen Einstellungen innerhalb einer bestimmten Bevölkerung zu bestimmten Zeitpunkten widerspiegeln. Daher gibt es auch unterschiedliche Ansichten zum Thema embryonale Stammzellenforschung.

Es liegt daher die Vermutung nahe, dass viele Menschen in Deutschland die embryonale Stammzellenforschung für gut befinden und daher zur Kulturnorm zählen. Wer jedoch diese Art der Forschung als Bruch einer moralischen Grundnorm betrachtet, der kann die Stammzellenforschung nicht für gut empfinden, so *Birnbacher*.[121] Hierin liegt auch der Diskurs begründet, welcher es erschwert, ein einheitliches Gesetz aufzustellen.

Es gibt Befürworter und Gegner der embryonalen Stammzellenforschung, doch die Frage bleibt offen, was geschieht, wenn andere Länder mit ES-Zellen forschen dürfen und die oben genannten bis jetzt (2007) noch nicht. In den Ländern, in welchen die ES-Zellenforschung erlaubt ist, herrscht Wettbewerb um diese gefragten Zellen.

---

[120] Vgl. Kopetzki in Biotechnologie und Recht (2002), S. 66.

[121] Vgl. Merkel (2002), S. 219.

4. Moralische Aspekte

4.1. Würde

Hinter der embryonalen Stammzellenforschung stecken neben den medizinischen auch die wirtschaftlichen Interessen, wie bereits oben dargelegt.
Zunächst versuche ich einen allgemeinen Überblick über die Würde zu geben und dann auf den Personenstatus überzugehen.

Würde des Menschen bedeutet, einen Menschen in seiner Person so zu akzeptieren, wie er ist. Dieser sollte mit allen seinen Stärken und Schwächen angenommen werden. Weiters bedeutet Würde, dass niemand in seinen Menschenrechten verletzt werden darf und ihm Rechte und Pflichten zukommen, wie jedem anderen Menschen auch.

Wie kann die ‚Leben' und Mensch zu sein am Trefflichsten definiert werden? Welchen Unterschied macht es zum Person sein aus? Aus logischer Perspektive kann ausgeschlossen werden, dass man einen Embryo bereits als Person bezeichnen kann, welchem Rechte und Pflichten zukommen können. Einem Embryo können zwar Rechte, aber noch keine Pflichten zugesprochen werden. Dies bedeutet als logischer Konsequenz, dass ein Embryo noch nicht als Person bezeichnet werden kann, aber dennoch als Solche behandelt werden kann.

4.1.2 „Personenwürde" des Embryos?

Fuat Oduncu beleuchtete den moralischen Status des Embryos. Hierzu ist es erforderlich, den Status des Embryos zu definieren. Was macht einen Embryo aus, durch welche besonderen Fähigkeiten ist er gekennzeichnet?
Aus biologischer Sicht steht fest, dass neues Leben mit der Verschmelzung von Ei- und Samenzelle beginnt.

F. Oduncu meint, dass sich der Embryo als Mensch teleologisch auf die ihm immanente, inhärente Zielgestalt hin entwickelt. Aus einer Zelle können sich Billionen Zellen entwickeln, aus welchen der „fertige Mensch" zusammengesetzt ist.

Der Embryo entwickelt sich daher nicht zum Menschen, sondern er entwickelt sich zur End-Gestalt, die für den Menschen als typisch angesehen wird. Die zweite Frage, die sich *Oduncu* stellt, ist, was ein menschlicher Embryo eigentlich ist? Er meint, dass es sich um einen Menschen im Werden handelt. Aus einem embryonalen Einzeller wird ein Billionenzeller. Hierzu folgendes Zitat:

„Nur so lässt sich von einer diachronen Identität beider menschlichen Formen (sic! Embryo und Mensch) sprechen, obwohl sich der Mensch während seiner fortlaufenden Wachstums- und Abbauvorgänge biologisch nicht nur radikal verändert, sondern auch als mehrmals fast komplett selbst erneuert. Es ist unumstritten, dass jeder menschliche Billionzeller das Stadium des menschlichen embryonalen Einzellers durchlaufen müsse.“[122]

Hier wird die christliche Perspektive sichtbar, welche auch von dem Standpunkt ausgeht, dass das menschliche Leben bereits ab der Verschmelzung von Ei- und Samenzelle beginnt.

Im Embryo ist gewissermaßen ein Formpotential angelegt, welches sich zu einem neuen Wesen differenzieren kann. Es kann daher eine Parallele zu *Aristoteles* gezogen werden, welcher in seinem Werk „*Metaphysik*“ das Werden und die Veränderung als eine fortschreitende Aktualisierung einer „*Initialpotenz*“ versteht. Diesbezüglich handelt es sich um eine aktive Potenz, welche auch als ‚aktives Vermögen' bezeichnet werden und sich zur festgelegten Zielgestalt entwickeln kann. Der Embryo nützt seine maternal-uterine Umgebung, um zu dem auszureifen, woraufhin er programmatisch phänomenologisch festgelegt ist.

Weiters steht die embryonal-uterine Einnistung in die Gebärmutter für die Zuweisung des Personenstatus. *F. Oduncu* meint jedoch, dass die embryo-uterine Einnistung nicht das Kriterium zur Zuweisung des Personenstatus ausmacht, sondern bereits die Voraussetzungen des mütterlichen Organismus gegeben sind. [123]Hierzu gibt es jedoch wiederum Meinungsstreitigkeiten in den anderen Weltreligionen und den Naturwissenschaften. Dieses Argument würde dafür sprechen, dass die embryonale Stammzellenforschung erlaubt werden müsse.

Er bringt das Argument vor, dass sich nur etwa ca. 40% der Embryonen in den weiblichen Organismus einnisten können. Aus dieser Tatsache nimmt man in begründeter Weise an, dass erst bei der Einnistung in die Gebärmutter von einer schützenswerten Person gesprochen kann. Doch sobald man dieses Argument zu Ende denkt, bedeutet dies noch lange nicht, dass es nicht auch nach der Einnistung zu Spontanaborten kommen kann. Während der gesamten Fetalperiode

[122] Vgl. Oduncu in Düwell (2003), S.215.
[123] Vgl. Oduncu (2003), S. 216.

können etwa weitere *15%* der ursprünglich erfolgreich eingenisteten Embryonen abgehen.[124]

Weiters kann der Mensch auch postnatal sterben, doch dieser Aspekt geht über das Thema hinaus. *Oduncu* wollte daraus schlussfolgern, dass die Einnistung als scharfe Grenzziehung nicht als ausschlaggebend betrachtet werden sollte, weder in biologischer noch in anthropologischer Hinsicht.[125]

Die Würde kommt daher bereits dem Embryo als potentiellem Menschen zu. Sie besitzt einen universellen Charakter, die dem Embryo aufgrund des Menschseins zukommt. Dieses Argument lässt sich darauf fundieren, dass jeder Mensch von Natur aus Mensch ist, dessen Eltern auch Menschen sind und waren. Das Menschsein kann in diesem Sinne bis zu Urzelle zurückverfolgt werden, da alle Menschen aus dieser resultieren.

Weiters ist der Mensch in all den biologischen, den sozialen, den gesellschaftlichen, den psychologischen, den kulturellen und den spirituellen Dimensionen ein Mängelwesen. Dies bedeutet, dass er intrinsisch verletzlich und schutzbedürftig ist. Die Vulnerabilität ist daher wesensbestimmend für den Menschen. Aus dieser Vulnerabilität kann die Achtung der Würde des Menschen gezogen werden, um seine Integrität zu wahren, zu schützen und zu fordern.

Die Vulnerabilität wird der Korporealität gleichgesetzt. Korporealität ist die menschliche Erscheinungsweise und Wirklichkeit. Beide Komponenten beeinflussen einander gegenseitig und wirken zusammen.
Oduncu meint, dass:

> *„Korporealität ist demnach die menschliche Erscheinungsweise und – Wirklichkeit. Wo menschliche Korporealität existiert, kommt ihr Menschenwürde zu. Es ist nicht entscheidend, ob menschliche Korporealitäten jedweder Entwicklungsstufe sich dieser Würde bewusst sind und sie selbst zu wahren wissen. Die von Anfang an im menschlichen korporealen Sein angelegte konstitutive Vulnerabilität genügt, um die Menschenwürde zu begründen und zu schützen. Die früheste Form menschlicher Korporealität repräsentiert das*

---

[124] Vgl. Oduncu in Düwell (2003), S. 216-217.

[125] Vgl. ebenda, S. 217.

menschliche Individuum ab dem Zeitpunkt seiner allerersten konkreten Erscheinung als Embryo."[126]

Hierin liegt jedoch ein Widerspruch begründet, welchen ich anmerken möchte. Vulnerabilität kommt jedem Lebewesen zu. Es handelt sich hierbei nicht um ein Spezifikum des Menschen, denn auch Tiere und Pflanzen verspüren Schmerzen. Anhand des Kriteriums der Vulnerabilität kann demnach nicht allein die Würde des Menschen begründet werden. Nach diesem Kriterium kommt die Würde jedem Lebewesen zu.

Menschenwürde bedeutet Recht auf Leben und körperliche Unversehrtheit. Diese Rechte können nicht getrennt werden und auch nicht faktisch verliehen werden. Sie kommen jedem Menschen zu und sind von keinem Entwicklungsstand abhängig. Es handelt sich hierbei um vordergründige Güter, die dem Menschen qua seiner Wesensbestimmung als Mensch zukommen.

G. Haeffner meint bezüglich der Würde:

„*Würde wird durch Achtung nicht erst hergestellt, sondern Würde ist zu achten. (...) Es gehört zur Menschenwürde also wesentlich, dass sie jedem Zugriff gegenüber transzendent bleibt.*"[127]

Hierzu sei angemerkt, dass Potentialität kein messbares Kriterium darstellt, um die Würde des Embryos zu begründen. Potentialität bedeutet, dass etwas der Fall oder auch nicht sein kann. In Zusammenhang mit der embryonalen Stammzellenforschung bedeutet dies, dass man immer wieder Kompromisse bezüglich der Entstehung des Lebens ziehen kann. Leben entsteht jedoch zu einem einmaligen Zeitpunkt, welcher die genetischen Bausteine des Lebewesens festlegt. Dies geschieht mit der Verschmelzung der beiden Keimzellen.

4.2. Unterschiedliche Personenbegriffe

Was bedeutet eigentlich das Wort Person und kommt dieses bereits einem primitiv entwickelten Zellhaufen wie einem Blastozysten zu?

---

[126] Vgl. ebenda, S. 218.

[127] Vgl. Haeffner in Düwell (2003), S. 219.

Zunächst bedeutet Persona:

Im ursprünglichen Sinne (griechisch) eine Maske aufzuhaben. Sie kommt in antiken Theaterstücken oft vor. Persona drückt einen Teil der Öffentlichkeit aus; es handelt sich um Charaktere. Man zieht die Persona an oder legt sie ab – oder bekommt sie nicht wieder los – gleichsam so, wie dies bei einem Theaterspieler der Fall ist. Die Maske zeigt das Typische und Unveränderliche. Entsprechend bedeutet Persona immer das Überindividuelle: Die Rolle, welche der Schauspieler in den gesellschaftlichen Kommunikationsabläufen spielt. Person zu sein ist der Einzelne, sofern er ein allgemeines Rollenverhalten erfüllt.[128]

Diese Masken stehen im Theaterdialog für das Gleichbleibende eines Blickwinkels. Aus diesem Grund eignet sich Persona auch für die Benennung der Blickwinkel, aus denen überhaut gesprochen werden kann: erste, zweite und dritte Person in der Grammatik.[129]

Es sei daher erwähnt, dass dem Embryo diese genannten Eigenschaften noch nicht zukommen, da er nicht mit anderen Lebewesen in Interaktion treten kann. Man kann zu dem Embryo keine Beziehung aufbauen, wie es bei einem Menschen der Fall ist.

Kann man bei einem Embryo von einer Person sprechen?
Das ethische Problem liegt nun darin begründet, wann und ob ein fixer Zeitpunkt hierfür festgelegt werden kann. Es spielen verstärkt religiöse, mythische Vorstellungen eine Rolle. Die Frage der Sukzessivbeseelung und der Simultanbeseelung kommt auf. Sukzessivbeseelung bedeutet: Embryo bekommt erst nach dem 40. Tag (männlich) und ca. 80. Tag (weiblich) der Befruchtung eine Seele zugesprochen[130], bei der Simultanbeseelung geschieht dies sofort.

Aurelius Augustinus ging daher vom Bibelverständnis aus. Er verstand den Personenbegriff als Trinitätsspekulation. Der Begriff Persona wird zur paradoxen Eigenschaft von Person sein. In *„De Trinitate“* ist Folgendes zu entnehmen:

> *„Man sagte: drei Substanzen bzw. drei Personen und wollte mit diesen Ausdrücken nicht eine Verschiedenheit behaupten, sondern eine Einzigkeit ab-*

[128] Vgl. Brasser (1999), S. 29f.

[129] Vgl. Brasser (1999), S. 29.

[130] Vgl. http://www.kup.at/kup/pdf/5210.pdf

lehnen. Man wollte sowohl die göttliche Einheit zum Ausdruck bringen und sagte daher: ein Wesen, wie auch die Dreieinigkeit und sagte daher: drei Substanzen beziehungsweise drei Personen."[131]

Persona bedeutet im metaphysischen Sinne eine Bezogenheit zwischen Vater, Sohn und heiligem Geist. Diese Bezogenheit darf jedoch nicht als Verbundenheit zwischen den einzelnen „Personen" verstanden werden, sondern sie müssen in einer Einheit betrachtet werden.[132]

Person zu sein ist jeder Einzelne, der konträre Formen der Einheitsbildung gleichzeitig vollzieht. *Augustinus meint*, dass *Jesus Christus* auch Person war, denn dieser verkörpert die Trinität in sich. *Jesus Christus* hat eine menschliche Natur und ist dennoch ein göttliches Wesen. Person ist daher jeder Mensch sofern in ihm Seele und Leib vorhanden sind. In „*De Trinitate*" meint er, dass:

> „*Denn auch bei den Personen liegt dasselbe vor: Gott sein und Person sein ist nicht jeweils etwas anderes, sondern ganz und gar dasselbe.*"[133]

Weiters kann Person sein mit Substanzsein gleichgesetzt werden (Wesen=Person =Substanz). Aus diesem Grund kann auch Gott, welcher keine Person ist, dennoch als Substanz bezeichnet werden. In einem Zitat heißt es:

Nach Ansicht von *Augustinus* wäre die embryonale Stammzellenforschung verboten, da dadurch bereits würdevolles, von Gott gegebenes Leben zerstört werden würde. Aus diesem Grund lehnt auch die katholische Kirche auf Grund dieses Dogmas die embryonale Stammzellenforschung ab.

Thomas von Aquin, welcher auch zum Personenbegriff Stellung nimmt, sieht diesen jedoch aus differenzierter Betrachtung. Er hält zunächst fest, dass das Person sein durch die Substanz definiert werden kann. In der Bibel wird Person sein mit individueller Subsistenz gleichgesetzt.

Subsistenz bedeutet Nichtmittelbarkeit. Diese kann Gott zugeordnet werden. Die Wesensbestimmung von einer Person darf nicht mit der Natur gleichgesetzt

---

[131] Vgl. Brasser (1999), S.44.

[132] Vgl. Brasser (1999), S.40.

[133] Vgl. ebenda, S.44.

werden, sondern mit seiner Wesenheit. Seele und Person sein sind jedoch nicht das Gleiche. [134]

Weiters bezieht er sich auf *Aristoteles* und meint, dass die Wesensbestimmung der ersten Substanz die Wesensbestimmung der Person sei. Die erste Substanz setzt er mit dem göttlichen Wesen gleich. In einem Zitat hierzu heißt es:

> *„Und so steht dieser Name Einzel(Substanz) in der Wesensbestimmung von Person, um die Weise des Für-sich-seins zu bezeichnen, wie sie den besonderen Substanzen zukommt.“* [135]

Die Bezeichnung Einzelsubstanz steht für die Wesensbestimmung *Person des Für sich seins.* Die Natur formt das Wesen eines jeden Dinges. Er nimmt daher zu *Boethius* Theorien Stellung. *Boethius* geht davon aus, dass Personen untereinander Beziehungen eingehen. Dies ist ein Merkmal des Personseins.[136]

Die Seele ist ein Teil des Menschen und aus diesem Grund kann sie nicht mit der Wesensbestimmung des Menschen gleichgesetzt werden. Dies ist ebenso wenig bei einer Hand oder einem Finger der Fall, da auch diese Teile des menschlichen Körpers sind.[137] Es kann auch nicht von Einzelsubstanz oder Hypostase gesprochen werden.

Der Mensch ist ein *„Ding“* der Natur und vernunftbegabt. Deshalb kann er in seiner Gattung als Person bezeichnet werden. Gott selbst ist nicht als trinitarische Person zu bezeichnen, wie dies bei *Augustinus* der Fall ist. Bei *Thomas* ist es so, dass Gott im höchsten Masse durch sich seiend und in vollkommenster Weise erkennend ist.

Dennoch kommt Gott im höheren Sinne das Person sein zu.

> *„Wenn auch der Name Person Gott nicht zukommt in bezug auf das, was er bezeichnen soll, kommt er Ihm im höchsten Grade zu.“* [138]

---

[134] Vgl. ebenda, S. 57.

[135] Vgl. ebenda, S. 58-59.

[136] Vgl. ebenda, S. 65.

[137] Vgl. ebenda,S.60.

[138] Vgl. ebenda, S.63.

Der Personenbegriff von Gott muss in erhabenerem Sinne verstanden werden. Das Person sein wird mit Würde haben gleichgesetzt.[139] Daher überragt die göttliche die menschliche Würde und daraus kann geschlossen werden, dass Gott über den Menschen steht. Dies kann allein schon in dem Zusammenhang angenommen werden, dass Gott die Welt geschaffen hat.

> *„Die Beziehung im Göttlichen ist aber nicht eine Eigenschaft, die dem Träger inne haftet, sondern ist die göttlichste Wesenheit selbst; sie ist daher für sich bestehend, wie die göttliche Wesenheit für sich bestimmend ist."* [140]

Hierin wird der Würdebegriff verankert, nämlich in Gott. Jedem Menschen kommt daher Würde zu. Gott selbst wird als vernunftbegabte Natur bezeichnet. Gott ist gleichsam Substanz, welche mit sich selbst gleichgesetzt werden kann. Der Unterschied zwischen menschlicher und göttlicher Natur liegt nun darin begründet, dass die menschliche Person definiert ist aus Fleisch und Seele. Die göttliche Natur wird als göttliche Wesenheit bezeichnet, die für sich selbst besteht.[141]

4.3. Robert Spaemanns Ansichten über die Personenwürde

R. Spaemann führte den Gedankengang von *I. Kant* weiter, indem er den Personenbegriff aus theologischen Argumenten ableitete. *Spaemann* stammt aus dem konservativen Lager, d.h. er ist ein Gegner der Utilitaristen, wie *P. Singer*. Er wandte er sich gegen moderne Ansichten, wie embryonale Stammzellenforschung oder die moralische Frage hinsichtlich der Abtreibung. In seinem Artikel über die Definition der Frage nach dem Person sein führte er Argumente an, welche den modernen Forschungsglauben und Fortschritt relativieren.

Zunächst wendet er sich gegen die PID, da er der Meinung ist, dass durch diese die Eugenik bewirkt würde. *R. Spaemann* meint weiters, dass jedem Menschen das Recht auf „*pursuit of happiness*" zukommt, nicht jedoch um jeden Preis. Das Streben nach Glück darf nicht darauf ausgerichtet sein, das mögliche Glück eines anderen zu zerstören.[142]

---

[139] Vgl. ebenda, S.63.

[140] Vgl. ebenda, S.67.

[141] Vgl. ebenda, S.67.

[142] Vgl. Spaemann in Geyer (2001), S.73.

Daraus leitet er ab, dass das Recht der Eltern nicht darin besteht, kranke Kinder zu töten. Hier kommt die Frage auf, wie *Spaemann* Glück definiert. Viele Eltern, welche sich zur PID entscheiden, versuchen ein gesundes Kind zu bekommen. *R. Spaemann* wendet sich gegen *P. Singer*, welcher die liberale Position einnimmt; nämlich frühzeitige Gendefekte so rasch wie möglich zu erkennen und dagegen zu handeln.

Weiters äußert sich *Spaemann* im negativen Sinne zur Abtreibungsdebatte. Er meint, dass es sich dabei um Mord handelt, da der Fötus jede Gewaltanwendung gegen ihn verspürt. Das Abwehrinteresse des Embryos ist mit dem Person sein gleichzusetzen, da es jedenfalls versucht, zu überleben.

Um dieses Argument zu fundieren, führt er folgendes Beispiel an: „*Abtreibungsspezialist Dr. Nathanson machte diese Erfahrung, als er in dem von ihm initiierten Film die Abwehrgesten eines Embryos gegen seine Tötung mit eigenen Augen sah. Dieses Kind hatte ein Überlebensinteresse!*[143] Man kann aus diesem Beispiel ableiten, dass es sich um eine zum Menschen entwicklungsfähigen Lebewesen handelt, welches sich unter günstigen Entwicklungen weiterentwickeln kann.

<u>Embryonale Stammzellen</u>

Die wichtigste Frage, welche sich *R. Spaemann* stellt, ist ab wann ein Embryo als Person angesehen werden kann und welche vernünftigen Argumente es hierfür gibt.

Er führt daher folgende Aussagen verschiedener Persönlichkeiten an:

> „*Für Nida-Rümelin ist es das Kriterium der Selbstachtung, für Peter Singer das reflektierte Verhältnis zur eigenen Biographie, für Hoerster sind es Interessen, die ein Überlebensinteresse implizieren, für Kersting die Fähigkeit, als gleichberechtigter Partner Gegenseitigkeitsverhältnisse realisieren zu können.*“[144]

All diese Argumente basieren auf dem Zustand, dass das Wesen zu sich selbst bereits gefunden hat und über ein Ich-Bewusstsein verfügt. Dies ist bei einem Embryo, welcher noch über kein derartiges Bewusstsein verfügt, noch nicht der

---

[143] Vgl. Spaemann in Geyer (2001), S.77.

[144] Vgl. Spaemann in Geyer (2001), S. 78.

Fall. Der Embryo als Solcher befindet sich daher in einem Potentialitätszustand. Dies bedeutet, dass er noch nicht mit anderen Wesen in Bezug stehen kann, da er selbst noch keine Persönlichkeit besitzt.

R. Spaemann kommt nach all den oben genannten Argumenten zu dem Schluss, dass es nicht auf den Zeitpunkt ankommt, ab wann ein Mensch eine Person ist, sondern dass sich in jedem Lebewesen bereits Anlagen hierzu finden.

Darin liegt der wichtige Unterschied des Personseins begründet; nämlich dass das Person sein nicht verliehen werden kann und dass jeder Mensch in sein Person sein hineinwächst. Auch die Menschenrechte können nicht unterschiedlichen Menschen verliehen werden, sie kommen bzw. sollten allen Menschen zukommen. In einem Zitat heißt es:

> *„Wenn Menschenrechte „verliehen", wenn sie „eingeräumt" werden, wie Hoerster schreibt, dann gibt es sie gar nicht. Denn dann ist es eine Frage der Definitionsmacht, wem diese Rechte zuerkannt werden und wem nicht. Die Gesellschaft wird zum „closed shop", der neue Mitglieder nach Belieben kooptiert oder ausschließt aufgrund von Kriterien, die eine Mehrheit festlegt, an deren Bildung aber die Empfänger dieser Rechte nicht beteiligt sind. Wenn die Diskursgemeinschaft diskursiv darüber befindet, wer an dem Diskurs teilzunehmen berechtigt, wer also Subjekt von Menschenrechten ist oder nicht, dann gibt es keine Menschenrechte.*" [145]

Person sein wird mit den Menschenrechten verknüpft. Kann daraus gleich abgeleitet werden, dass auch dem Embryo Menschenrechte zukommen? Aus katholischem Standpunkt schon.

R. Spaemann meint nun, dass das Person sein nicht von biologischen Erkenntnissen abhängig ist, da diese durch die Vernunft definiert werden. Daher beruft er sich auf *Kant*, welcher meinte, dass der Mensch als Solcher niemals als Mittel zum Zweck verwendet werden dürfe.

Kant sah das Person sein mit dem Zeugungsakt verknüpft, da ab diesem Zeitpunkt die Eltern Verantwortung für das Kind übernehmen müssen. Person sein wird mit der Selbsttranszendenz gleichgesetzt, doch diese findet nicht in jedem Zeitabschnitt statt. Daher sollte sie jedem menschlichen Lebewesen zugespro-

---

[145] Vgl. Spaemann in Geyer (2001), S. 78-79.

chen werden. Ein Schlafender oder ein Betrunkener ist beispielsweise auch nicht seiner Sinne mächtig und dennoch handelt es sich auch um eine Person.

> „*Es kommt aber überhaupt nicht auf temporal begrenzte psychische Zustände an, sondern auf Lebewesen, die ihrer Natur nach irgendwann mögliche Subjekte solcher Zustände sind.*“[146]

Ein Embryo muss sich zwar erst zum Menschen entwickeln, doch er wäre aufgrund dieser „potentiellen“ Selbsttranszendenz schützenswert.

R. Spaemann meint weiters, dass es einen Unterschied nur in der Form gibt. Der Embryo existiert bereits in seiner Anlage als Mensch, denn aus dem Zellhaufen kann sich unter günstigen Bedingungen das Ich-Bewusstsein eines Lebewesens entwickeln. Daher gibt es keinen Zeitpunkt, ab wann jemand zu etwas wird.

Hieran zu rütteln, würde nach *Spaemann* den Charakter der Rechtsgemeinschaft vom Person sein verändern. Auch *Freud* meinte, dass sich aus dem Es das Ich entwickelte.[147] Aus diesem Grunde müsste den Embryonen bereits das Person sein zuerkannt werden. Embryonenforschung basiert auf medizinischen und wirtschaftlichen Interessen. An dem Verbrauch von Embryonen soll ein therapeutischer Nutzen gezogen werden. Es gibt daher unterschiedliche Ansichten. Entweder bestehen Embryonen für sich und sind ihr eigener Selbstzweck oder sie stehen als Selbstzweck für die Forschung. *Spaemann* zieht daher folgende Conclusio:

> „*Ob sie ein Lebensrecht haben oder nicht, darüber darf jedenfalls nur geurteilt werden unter gänzlichem Ausschluss des Gedankens an jene, die als Wissenschaftler, Mediziner oder Patienten von der Tötung irgendeinen Vorteil haben würden.*“[148]

Hierzu sei angemerkt: Diese Interessen können jedoch bei der IVF und bei der verbrauchenden Embryonenforschung nicht ausgeschlossen werden, da erstens zu viele Embryonen erzeugt werden und zweitens die überschüssig Gewonnenen, auch ohne Forschung getötet werden.

---

[146] Vgl. ebenda, S.79.

[147] Vgl. ebenda, S.80.

[148] Vgl. ebenda, S.81.

Ich bin der Meinung, dass Embryonen zwar noch keine Personen sind, da sie nicht die nötigen Eigenschaften aufweisen, doch auch diesen Lebewesen muss Respekt und Ehrfurcht entgegengebracht werden. Dies bedeutet, Forschung mit vorgegebenen Rahmenbedingungen und nur zur medizinischen Indikation zu zulassen.

In dem Buch „*Embryonenschutz – Hemmschuh für die Biomedizin*" wird auf die Relativierung des Personenbegriffs beim Embryo eingegangen. *H. Pauer-Studer* meint, dass man den Embryo bereits im Frühstadium bewerten muss, ob es sich bereits um ein schmerzempfindendes Lebewesen handelt, oder nicht. Sie äußert sich in einem Zitat folgendermaßen

> „*Die Unzulässigkeit der Embryonenforschung wird damit begründet, dass Embryonen vom Zeitpunkt der Befruchtung an absoluten Lebensschutz genießen.*"[149]

Hierzu sei angemerkt, dass dieser Lebensschutz nicht überall einheitlich gesetzlich geregelt ist und es viele unterschiedliche Anschauungen diesbezüglich gibt. *H. Pauer-Studer* vertritt daher die Meinung, dass man die Embryonenforschung zulassen sollte. Sie sollte als rechtswidrig, aber nicht als strafbar bezeichnet werden, ebenso wie dies bei der Abtreibung der Fall ist. Wenn die embryonale Stammzellenforschung nachweisbar therapeutischen Zwecken dient, dann sollte sie auch in Österreich gesetzlich erlaubt werden. Hiergegen wird die katholische Kirche argumentieren, da diese dem Embryo Personenstatus zuschreibt. Doch es ist aus wissenschaftlicher Sicht offensichtlich, dass dies beim Embryo noch nicht der Fall ist, da er nicht über die Eigenschaften des Personseins verfügt. [150]

Daher sollte über der Meinung der Kirche das demokratische Prinzip stehen. Die Stimme der katholischen Kirche ist eine von vielen in der demokratischen Gesellschaft. Dies besagt bereits das Prinzip der Religionsfreiheit. Sie sieht daher folgende Lösung bezüglich dieses Problems:

> „*Die Aufgabe des öffentlichen Vernunftgebrauchs ist es, das Spektrum der unterschiedlichen Meinungen zu sichten und Gesetzesvorschläge zur Regelung bioethischer Grundsatzfragen nach den Standards der grundlegenden demokratischen Werte, der Verfassung und der Kriterien vernünftigen Urteilens*

---

[149] Vgl. Pauer-Studer in Körtner/Kopetzki (2003), S. 146.

[150] Vgl. Pauer-Studer in Körtner/Kopetzki (2003), S.151.

und Abwägens in öffentlichen Belangen (Studium der empirischen Gegebenheiten, unparteiliche Gewichtung, Ausklammerung lobbyistischer und parteipolitischer Aspekte) auszuarbeiten. Keine gesetzliche Regelung, schon gar nicht in bioethischen Fragen, wird die ungeteilte Zustimmung aller Gesellschaftsmitglieder finden können."[151]

H. Pauer-Studer plädiert daher für die Begründung einer gesetzlichen Regelung der oben genannten Kriterien. Ich bin auch der Meinung, dass ein Embryo noch nicht Person ist, doch wird die Achtung vor dem Leben insofern implementiert, da die Entstehung des Lebens etwas Einzigartiges und Großartiges ist. Es handelt sich hierbei um lebendige Materie, welche bereit ist, sich zu entwickeln. Wenn diese Zellen in den Körper eines Kranken transplantiert werden, dann leben sie in seinem Körper weiterhin fort. Leben geht niemals zugrunde, wohl jedoch der Embryo. Man könnte in diesem Sinne meinen, dass Leben auf Kosten eines Anderen zerstört wird, um zu überleben. Dies bedeutet dass man zwar menschlichem Leben dienen will, doch dieses verletzt. Die Verletzung des Lebens richtet sich quasi gegen die eigene Person, denn es gibt bis zum derzeitigen Standpunkt der Forschung noch keine Ergebnisse, wie sich die embryonalen Stammzellen mit körpereigenen Zellen vertragen.

4.4. Damschen und der moralische Status von Embryonen

G. Damschen versucht die zentrale ethische Fragestellung bezüglich der Würde von Embryonen darzustellen. Er stellt hierfür vier Argumente auf, nämlich das Spezies-, das Kontinuitäts-, Identitäts- und das Potentialitätsargument. All diese Argumente relativieren die Schutzwürdigkeit, da diese meiner Meinung nach nicht gemessen werden kann. Schutzwürdigkeit bedeutet ethisches Verhalten einem „Anderen" gegenüber, um nach der goldenen Regel zu handeln. Würde stellt eine spezielle Fähigkeit des Menschen dar, ungerechtfertigte Taten zu erkennen und zu umgehen. Nun zu den folgenden Argumenten:

4.5. Das Speziesargument

1. *Jedes Mitglied der Spezies Mensch hat Würde m.*
2. *Jeder menschliche Embryo ist Mitglied der Spezies Mensch.*
3. *Jeder menschliche Embryo hat Würde m.*[152]

[151] Vgl. ebenda, S. 154.

[152] Vgl. Damschen/Schönecker (2002), S.3.

Die Vertreter des Spezies-Arguments sind der Meinung, dass menschliche Lebewesen in ihrer biologischen Eigenschaft, nämlich als Mensch zu sein, schutzwürdig sind. Mensch zu sein bedeutet daher, Würde zu haben und diese kommt allen Menschen zu.

Gegner dieses Arguments behaupten jedoch, dass es durch das S-Argument zu einem Sein-Sollen Fehlschluss kommt. Aus einer biologischen Eigenschaft muss nicht unbedingt etwas Normatives folgen. Weiters sei das S-Argument unbegründet, wenn es speziezistisch interpretiert wird und all jene Lebewesen ausschließt, die nicht der Spezies Mensch angehören. [153]

Dies bedeutet, dass den Menschen als höchste Lebewesen der Schöpfung Würde zukommt, aufgrund ihres Menschseins. Der Mensch steht über dem Affen, obwohl er sich aus diesem entwickelte. Einer der Gründe hierin liegt in seinem Kulturwesen begründet. Dies bedeutet jedoch nicht, dass dem Tier gegenüber weniger Achtung entgegengebracht werden sollte, da das Tier ja auch ein Lebewesen ist, welches Schmerzen empfindet.

4.5.1 Kontinuitätsargument

1. *Jedes menschliche Wesen, das aktual ø ist, hat Würde m.*
2. *Jeder menschliche Embryo wird sich, unter normalen Bedingungen, kontinuierlich (ohne moralrelevante Einschnitte) zu einem menschlichen Wesen entwickeln, das aktual ø ist.*
3. *Jeder menschliche Embryo hat Würde m.*[154]

Das Kontinuitätsargument liegt nun darin begründet, dass man im menschlichen Leben keinen Einschnitt setzen kann. Vertreter dieses Arguments sind der Meinung, dass das menschliche Leben mit der Vereinigung von Ei- und Samenzelle beginnen muss. Diese Entwicklung findet in einem kontinuierlichen Prozess statt. Durch diesen Entwicklungsprozess kann Leben nicht nach Entwicklungsstufen beurteilt werden. [155]

Gegner meinen hierzu, dass es sehr wohl aus biologischer Sicht Entwicklungsstufen gibt, welche berücksichtigt werden müssen. Eines der Merkmale der Entwicklungsfähigkeit des Menschen liegt in der Herausbildung des Gehirns be-

---

[153] Vgl. Damschen/Schönecker (2002), S.3.

[154] Vgl. ebenda, S.3.

[155] Vgl. ebenda, S.4.

gründet. Erst wenn dieses entwickelt ist, kann man dem menschlichen Embryo Würde zusprechen. Ab diesem Zeitpunkt beginnen auch die Sukzessivbeseelung bzw. das Schmerzempfinden sowie das Bewusstsein sich zu entwickeln. Das Bewusstsein ist ausschlaggebend beim Menschen. Hierbei sei jedoch angemerkt, dass der Entwicklungsprozess schrittweise vor sich geht und es keinerlei Einschnitte diesbezüglich gibt.

4.5.2 Das Identitätsargument

1. *Jedes Wesen, das aktual ø ist, hat Würde m.*
   Viele Erwachsene, die aktual ø sind, sind mit Embryonen in moralisch-relevanter Hinsicht identisch.
   Die Embryonen, mit welchen sie identisch sind, haben Würde m.
   Wenn irgendein Embryo Würde m hat, dann alle.
2. *Jeder Embryo hat Würde m.*

Die Identität des Embryos spiegelt sich in der erwachsenen Person wieder. *Damschen* spricht von einem kontinuierlichen Entwicklungsprozess, in folgendem Beispiel:

> „*Heute Truman als erwachsener Mann mit drei Kindern, davor Truman mit zwei Kindern, davor Truman als acht Monate alter Fetus im Mutterleib, bis hin zu Truman als einzelliger Embryo.*“[156]

Bezüglich dieses Arguments gibt es jedoch zwei Schwierigkeiten; nämlich muss man sich klar machen, wie Identität definiert wird.

Identität bedeutet eigene DNA, eigene Persönlichkeit und Selbstbewusstsein zu besitzen. Weiters kann aus dem Begriff der Identität noch keine Normativität abgeleitet werden. [157]

Es gibt diverse Probleme mit der Identität. Eines ist z.B. das der Mehrlingsbildung in den ersten 14 Tagen nach der Befruchtung. Ein weiteres liegt in der Abgrenzung begründet, nämlich dass der Embryo erst relativ spät in seiner Entwicklung sichtbar wird. Dies ist biologisch bewiesen, denn der menschliche Embryo unterscheidet sich kaum von einem tierischen Embryo in den ersten Wochen.

---

[156] Vgl. ebenda, S.5.

[157] Vgl. ebenda, S.5.

Der Embryo ist zunächst undifferenziert, erst allmählich beginnt er, menschliche Gestalt anzunehmen. Dies bedeutet, dass der frühe Embryo einem Zellhaufen gleichzusetzen ist, welcher mit dem später geborenen Menschen äußerlich nicht identisch ist.[158] Der Unterschied besteht darin, dass die DNA in unsichtbarer Weise festgelegt ist.

4.5.3 Potentialitätsargument

1. *Jedes Wesen, das potentiell ø ist, hat Würde m.*
2. *Jeder menschliche Embryo ist ein Wesen, das potentiell ø ist.*
3. *Jeder menschliche Embryo hat Würde m.*

Hier ist der Obersatz am Ausschlaggebendsten. Embryonen besitzen zwar viele der üblich genannten Eigenschaften nicht. Hierzu zählen Bewusstsein und Leidensfähigkeit, doch dies würde dann auch für Neugeborene und Komatöse zutreffen. Auch diesen kommt kein „Bewusstsein" zu.

Embryonen würden daher auch diese Eigenschaften besitzen. Daher kann ihnen das potentielle Person sein zugesprochen werden.[159] Hierzu möchte ich anmerken, dass dies bei einem im 4–6 Zellenstadium sich entwickelnden Embryo noch nicht der Fall ist. Er spürt noch keinerlei Einflüsse, noch besitzt er Bewusstsein.

Die Gegner des ø-Arguments meinen nun, dass man dann den diversen Entitäten Würde zusprechen müsse, welchen wir diese nicht zukommen lassen würden. Würde käme dann auch der Ei- und Samenzelle sowie diversen anderen Körperzellen zu. Diese gehen jedoch auf natürliche Weise ab. Aus diesem Grund erscheinen sie bereits von Natur aus nicht schützenswert.

Weiters ist nicht einzusehen, warum Potentialität bereits moralisch relevant sein sollte. Hierzu sei folgendes Beispiel genannt:

> *„Schließlich würde man der Kronprinzessin auch nicht die gleichen Rechte einräumen, wie der Königin, obwohl die Kronprinzessin doch eines Tages zur Königin werde."*[160]

---

[158] Vgl. ebenda, S.5.

[159] Vgl. ebenda, S. 6.

[160] Vgl. ebenda, S.6.

Zu diesem Zitat sei angemerkt, dass Potentialität nicht die Würde als Solche begründet, sondern die Möglichkeit hierzu. Würde existiert unabhängig davon, ob diese Eigenschaft gegeben ist. Sie wird in der Präambel der Allgemeinen Erklärung der Menschenrechte von 1948 hervorgehoben.

> „ *[!] Sie schreiben zwar allen Menschen gleiche Würde zu, aber diese Zuschreibung ist keine kollektive Zuerkennens, sondern selbst schon Ausdruck einer Anerkenntnis. Sie sagen nicht etwas darüber aus, wie über Menschen gesprochen wird, sie reden auch nicht von einem Menschenbild, sondern sie bringen einen Grundzug des Menschen selbst zur Sprache, insofern er Mensch ist.* “ [161]

All diese Argumente wirken zusammen. Das *Kontinuitäts-* und das Identitätsargument fallen zusammen. Das Kontinuitäts-Argument ist wiederum abhängig von der Potentialität. Das Potentialitäts-Argument steht daher mit dem Identitäts-Argument in Zusammenhang, welches wiederum mit dem K-Argument verbunden ist.[162]

Zum Potentialitätsargument, dem zweifellos Wichtigsten, argumentiert *Wolfgang Wieland* folgendermaßen: Die Würde des Menschen bezieht sich nicht auf ein bestimmtes Lebensalter. Das Lebensrecht des Menschen beruht bereits in seiner Anlage, welche mit der Zeugung aktiviert wird. Dieses Argument spricht dem Embryo bereits Rechte zu, welche nur auf seinem Seinszustand beruhen.

Das Potentialitätsargument kennt jedoch keinerlei Unterschiede zwischen einem Embryo und einem erwachsenen Menschen. Hier werden ihm bereits die potentiellen Eigenschaften des Mensch-Seins zuerkannt. Der Leitsatz des Potentialitätsarguments lautet nun, dass:

> „*Für alle Wesen gibt es mindestens eine Eigenschaft ø, so dass gilt: „Wenn ein Wesen aktual ø ist, dann hat es Würde.* “[163]

Hierzu sei jedoch angemerkt, dass Potentialität noch kein treffendes Argument darstellt, um Würde zu verankern, denn er Embryo kann sich entwickeln oder auch nicht.

---

[161] Vgl. Pöltner (2002), S.49.

[162] Vgl. Damschen /Schönecker (2002), S.6.

[163] Vgl. Wieland in Damschen (2002), S. 152.

G. Damschen versucht einerseits die Schutzwürdigkeit des Embryos zu implizieren und andererseits dagegen zu argumentieren. Aus all den Modellen geht jedoch nicht die Schutzwürdigkeit dezidiert hervor. Diese kann nur in der Spiritualität begründet werden, welche uns zum Nachdenken anregt. Daraus kann abgeleitet werden: Die Würde des Menschen als Solche anzuerkennen, gleich in welchem Entwicklungszustand sich das jeweilige Lebewesen befindet. In dieser Spiritualität wurzelt das Weltethos oder die goldene Regel, welche allen Kulturen zukommt. Die soziale Gerechtigkeit spielt hier eine große Rolle. Diese besagt, dass die Würde der Gesamtheit gefördert werden soll. *E. Bader* meint:

> *„Jede Ge-sinnung fordert eine Be-sinnung. Dies setzt voraus, dass der Mensch nachdenkt, worum es ihm letztlich geht, was der Sinn, das Wesen und das Ziel von allem sei und wie er also als reflektierender, besonnener Mensch bewusst handeln und sein Leben optimieren kann. Dieser Akt der Besinnung ist meines Erachtens zur Auffindung, Ansteuerung und Herstellung der Gerechtigkeit heute besonders vonnöten."* [164]

Aus dem Zitat kann abgleitet werden, dass Gerechtigkeit durch die goldene Regel erzeugt werden kann. Gerechtigkeit bedeutet subjektive Bereitschaft zu solchem Handeln, welches sich solidarisch mit dem menschlichen Wesen als Solchem zeigt. Wenn die goldene Regel jedoch verletzt wird, dann resultieren Ungerechtigkeiten, Hass und Machtstreben. Wenn nur die eigenen Interessen zählen, dann behandelt der Mensch den anderen im negativen Sinne. In diesem Fall zählen nur eigene Interessen und die des Anderen werden nicht beachtet.

4.6. Exkurs: Bernhard Irrgang – Über die Nützlichkeit der Bioethik

B. Irrgang ist ein führender Bioethiker in Deutschland, welcher von liberalen Ansichten geprägt ist. Er ist der Meinung, dass die Reproduktionstherapie oder embryonale Stammzellenforschung nicht nur Fluch, sondern durchaus auch Segen mit sich bringen können.

Bezüglich moderner Wissenschaften muss trotzdem die Würde des Menschen gewahrt bleiben. Bezüglich der Reproduktionsmedizin argumentiert er auch mit dem Nutzenprinzip. Dieses besagt, dass in erster Linie den verzweifelten Eltern geholfen werden muss, welche sich nichts sehnlicher als Nachwuchs wünschen.[165]

---

[164] Vgl. Bader (2005), S.562 ff.

[165] Vgl. Irrgang (2005),S.136.

Die IVF kann daher in gewissem Sinne als Zeugung verstanden werden, da die Eltern für das Kind viele Strapazen auf sich nehmen, um sich diesen Wunsch zu erfüllen. *B. Irrgang* kommt zu dem Schluss, dass:

> „*In der Tat, die Kinder, die mit Hilfe der Fortpflanzungsmedizin gezeugt werden, werden in der Regel von Eltern geboren, die für ihren Nachwuchs bereit waren, einen höheren Einsatz, sowohl emotional wie in Hinblick auf das Engagement und finanziell aufzubringen, als dies normalerweise zu erwarten ist. Sie werden jedenfalls eher Wunschkinder sein als zufällig Geborene.*“[166]

Es sei erwähnt, dass viele junge Mütter, welche Kinder auf natürliche Weise gezeugt haben, ihre Kinder aus finanziellen Gründen nicht aufziehen können. Diese Kinder werden dann von der Adoption freigegeben.[167] Weiters argumentiert er, dass das ethische Problem nicht im technischen, künstlichen Verfahren begründet liegt, sondern in der geringen Erfolgsrate und den häufigen Behandlungsversuchen der IVF. [168]

---

[166] Vgl. ebenda, S.145.

[167] Vgl. ebenda, S.144.

[168] Vgl. ebenda, S.144.

5. *Religiöse Ansichten*

5.1. Überblick

Religiöse und kulturelle Anschauungen spielen bei der brisanten Embryonendebatte eine entscheidende Rolle. Diese bestimmen, ob die Embryonenforschung zugelassen wird, oder nicht. Daher finden sich weltweit unterschiedliche Gesetzeslagen, welche einerseits Liberalität und andererseits Konservativität widerspiegeln. Um ein deutliches Beispiel darzulegen: In Israel und den islamischen Ländern, in welchen strenge Moralvorschriften herrschen, ist es gesetzlich erlaubt, mit Embryonen zu forschen und diese sogar zu exportieren. Dies wurde bereits weiter oben erwähnt.

Person zu sein entspringt dem christlichen Trinitätsbegriff, von welchem bereits der heilige *Augustinus* sprach. Im Christentum ist das Kausalitätsdenken stark verbreitet: Gott ist der Grund für die Ursache: nämlich für die Entstehung der Welt. Den Menschen unterscheidet vom Tier seine Würde, so wie es bereits in „*Genesis*“ nachzulesen ist. Wissenschaftler werden wiederum argumentieren, dass der Mensch sich vom Tier in keiner Weise unterscheidet und dem Menschen daher nicht mehr oder weniger Würde zukommt. Dieses Argument wird als Speziezismus bezeichnet. [169]Nun zunächst zu den einzelnen religiösen Ansichten.

5.1.1 Evangelische Sichtweise des Embryonenschutzes

U. Körtner, ein evangelischer Theologe, äußert sich ambivalent zum Thema embryonale Stammzellenforschung. Er ist der Meinung, dass man unter gewissen Umständen sehr wohl mit Stammzellen forschen darf, um Heilungschancen zu wahren.

Die Biowissenschaften greifen massiv in die Natur ein. Dies betrifft sowohl die Landwirtschaft und Lebensmittelproduktion als auch die Medizin. Man kann daher überspitzt formulieren, dass das Schicksal der Evolution nicht nur der übrigen Arten, sondern auch des homo sapiens in den Händen des Menschen liegt. Es stellen sich immer wieder neue ethische Fragen, in Bezug auf die verschiedenen Forschungsexperimente. *U. Körtner* stellt fest, dass:

[169] Vgl. Pöltner (2002), S. 332.

„Diese Entscheidung darf keineswegs einzelnen Wissenschaftlern, der Scientific Community oder gar der Ökonomie überlassen werden. Sie ist eine gesellschaftspolitische Frage allerersten Ranges, die nicht nur eine breite Diskussion in der Öffentlichkeit, sondern auch politische, d.h. parlamentarische und gesetzgeberische Entscheidungen erfordert."[170]

Die Bioethik versucht auf diese schwierigen Grenzfragen eine Antwort zu geben. Weiters zeigt die bioethische Diskussion, dass die Medizin ein Kontrollorgan benötigt, um auch deren Grenzen zu wahren.

Bezüglich der Biotechnologie und Nanotechnologie kommt die Frage nach der Würde des Menschen und den Menschenrechten auf. Es handelt sich, um es juristisch zu formulieren, um eine völkerrechtliche Kodifizierung von Rechten, nicht aber der Ethik. Das Problem liegt darin begründet, dass sich Ethik und Moral nicht rechtlich kodifizieren lassen. Das Recht dient gewiss als Transformation von Moral in der modernen Gesellschaft und es gehört gerade zur modernen Rechtsentwicklung, die Unterscheidung bzw. Ausdifferenzierung von Recht und Moral zu beleuchten.

Ein Problem der Menschenrechtskonvention ist, dass es zu umstrittenen medizinischen Experimenten keine eindeutigen Antworten gibt. Weiters ist die Kodifikation der Gesetze bezüglich der embryonalen Stammzellenforschung weltweit unterschiedlich geregelt. *U. Körtner* spricht daher folgende Probleme an:

„Allerdings fällt auf, dass wichtige Medizin-ethische Fragen, wie z.B. die Palliativmedizin oder das Problem der Euthanasie, das Hirntodkriterium, aber auch Probleme der Reproduktionsmedizin, der pränatalen Medizin und der Neonatologie (Neugeborenen-Heilkunde) gar nicht angesprochen werden."[171]

Ein weiterer Streitpunkt lautet, ob ein Embryo aus evangelischer Sicht bereits eine Person ist, wie folgt: Nach der deutschen Fassung sollen nach Art.1 des *BGB*

„die Würde und die Identität aller menschlichen Lebewesen geschützt und gewahrt werden. Weiters sollte „jedem Menschen ohne Diskriminierung die

[170] Vgl. Körtner in Biotechnologie und Recht (2002), S.2.

[171] Vgl. Körtner in Biotechnologie und Recht (2002),S.2.

Wahrung der Unversehrtheit, sowie ihrer sonstigen Grundrechte und Grundfreiheiten in Hinblick auf die Anwendung von Biologie und Medizin" gewährleistet werden."[172]

Aus theologischer Sicht kommt die Frage auf, ob es sich bei einem Embryo bereits um eine schutzwürdige Person handelt. Aus diesen schwer zu beantwortenden Grenzfragen, welche sich in der Bioethik stellen, muss man auch das anthropologische Argument betrachten. Was ist der Mensch und was macht sein Person sein eigentlich aus? Medizinethik ist daher angewandte Anthropologie. Darin geht es um die Frage des Anthropozentrismus und es lassen sich zwei Grundpositionen unterscheiden:

1. *Epistemischer Anthropozentrismus*
   Dieser betont, dass der Mensch erkenntnistheoretisch und ethisch die Welt nur in menschlichen Begriffen erschließen kann. In dieser sind die Beobachter- und Teilnehmerposition ethisch begrenzt.

2. *Moralischer Anthropozentrismus*
   Hier wird der Mensch als einziger Träger der moralischen Werte betrachtet. Neben Ansätzen eines pathozentrisch erweiterten Anthropozentrismus finden sich auch Argumentationen, welche die moralische Berücksichtigung von Tieren indirekt damit begründen, dass ihnen kein unmittelbar moralischer, sondern ein ästhetischer oder pädagogischer Wert zukommt.[173]

Dementsprechend sind die Positionen in der Medizinethik. Es gibt sowohl Gegner, als auch Befürworter. In diesem Sinne muss, wie bereits *Aristoteles* in seinem Werk „*Nikomachische Ethik*" von einem goldenen Mittelweg ausgegangen werden, der beide Positionen relativiert.

Zusammengefasst kann gesagt werden: Es gibt medizinische Ansätze, die den Gedanken einer besonderen Würde des Menschen ablehnen und als Speziezismus kritisieren.

Weiters meint *U. Körtner*, dass der Mensch seine Würde durch die soziale Kompetenz erlangt und nicht durch das reduktionistische Menschenbild, welches

---

[172] Vgl. ebenda, S.3.

[173] Vgl. Körtner in Biotechnologie und Recht (2002), S. 4.

einigen Naturwissenschaftlern anhaftet. Die Frage nach dem Menschsein lässt sich biologisch nicht beantworten, da auch die sozialen Komponenten einfließen.

> *„In Auseinandersetzung um die Einführung neuer medizinischer Techniken, ihre rechtliche Regelung und Kontrolle, um die künftige Finanzierbarkeit des Gesundheitswesens und die dem Einzelnen von der Gesellschaft zugestandenen Leistungsansprüche stehen anthropologische Einstellungen, moralische Wert und letztlich auch religiöse Grundüberzeugungen zur Diskussion."*[174]

Aus biologischer Sicht wird der Mensch nämlich auf eine „differentia specifica" reduziert, die ihn von anderen Tiergattungen unterscheidet. Hier kommt der Speziezismus wieder ins Spiel.

Zur Embryonenfrage meint *U. Körtner*, dass es verschiedene Argumente dafür gibt. Eines stellt das Potentialitätsargument dar. Dieses besagt, dass der Embryo sich zur Person entwickeln kann und daher schützenswert ist. Doch es gibt auch Gründe, welche dagegen sprechen. Einer dieser Gründe lautet, dass der Embryo durch äußere Einflüsse zerstört werden kann, etwa wenn er sich nicht einnistet, oder wenn sich der Präembryo zu Zwillingen entwickelt. Diese Mehrlinge sind dann jeweils Personen für sich. Hieraus kann abgeleitet werden, dass in diesem Fall zwei Wesen schützenswert sind.

Weiters argumentiert *U. Körtner*, dass man nicht zwischen Person- und Menschsein unterscheiden darf. Der englische Philosoph *Peter F. Strawson* bemerkt, dass Mensch- und Person sein einander bedingen. Daher besteht das Person sein nicht in der Summe seiner Eigenschaften und der Würdebegriff kommt nicht nur einem Gesunden, sondern auch einem Kranken zu.

Wir brauchen, so meint *U. Körtner*, eine Erneuerung der Solidarität. Man sollte nicht von den Gendefekten ethische Fragen in bezug auf die Gesellschaft stellen, sondern von deren moralischen Defekten sprechen. Durch letztere kommt es zur „Entleerung" des Solidaritätsbegriffs, von welchem die wahren Gefahren ausgehen. Hierzu äussert er sich im Folgenden:

Die Würde des Menschen und seiner Person transzendiert das Bild der biologischen und medizinischen Kategorien. *B. Irrgang* meint aber zum Beispiel, dass

---

[174] Vgl. Körtner in Lederhilger (2002), S. 84.

es sich beim Personenbegriff um einen Zuschreibungsbegriff handelt, der nicht genetisch fixiert ist. [175]

Die bloße physische Existenz eines Zellhaufens ist keine hinreichende, aber eine notwendige Bedingung, da sich ein Mensch daraus entwickeln kann. Die prinzipielle Möglichkeit der Mehrlingsbildung spricht jedoch nicht gegen die Schutzwürdigkeit des Embryos.

> *„Mehrlingsbildung oder frühzeitiger Abort sind nicht auszuschließen, aber eben auch keineswegs die Regel. Es ist m. E. das Nichtwissen über die Entwicklungspotenzen einer befruchteten Eizelle, das im Sinne des Tutiorismus ihren Schutz gegen jede Invasion von außen vom ersten Moment an begründet."*[176]

Weiters stellt *Körtner 3 Punkte* auf, die bezüglich der embryonalen Stammzellenforschung in Erwägung zu ziehen sind.

1. *Die ethische Beurteilung der Methoden zur Gewinnung solcher Zellen*
2. *Die bei der Forschung mit humanen Stammzellen angewendeten Verfahren.*
3. *Die Einschätzung der angestrebten Forschungsziele.*[177]

In Deutschland wird derzeit diskutiert, dass Embryonenschutzgesetz zu lockern und embryonale Stammzellenforschung zuzulassen. *Körtner* plädiert daher für eine Güterabwägung, die das Sterbenlassen der Embryonen rechtfertigt. Er meint, dass es ethisch vertretbar ist, aus überschüssigen Embryonen embryonale Stammzellen zu gewinnen.

Seine Begründung lautet, dass diese Zellhaufen sowieso getötet werden und sie deshalb zu einem sinnvollen Zweck sterben sollten. Doch es muss, so fordert die *DFG(Deutsche Forscher Gesellschaft)*, in jedem Fall ausgeschlossen werden, dass mit embryonalen Stamm- oder primordialen Keimzellen neue Embryonen gezüchtet werden. Auch das Klonen von Menschen muss verboten bleiben. Keineswegs heiligt aber der gute Zweck der Forschung die Mittel.
Der deutsche Gentechniker *Jens Reich* äussert sich hierzu:

---

[175] Vgl. Irrgang in Körtner (2001), S.106.

[176] Vgl. Körtner (2001), S.107.

[177] Vgl. Körtner (2001), S.110.

„Wir müssen nicht alles mitmachen, was von außen auf uns eindringt; wir müssen allerdings die Konsequenzen des Verzichts rational abwägen – und dann ertragen.“[178]

Reich meint, dass einerseits die embryonale Stammzellenforschung aus moralischen Standpunkten abgelehnt werden kann, doch die moralischen Standpunkte sich gegenüber den neuen Heilungschancen verschließen. Dies könnte dann zur Einseitigkeit in Bezug auf den Fortschrittsglauben in der Wissenschaft führen.

5.2. Das jüdische Denken

Yves Nordmann, welcher zur jüdischen Theologie Stellung nimmt, zieht den Schluss, dass diese den Menschen als Abbild Gottes betrachtet, welcher schützenswert ist. In seinem Artikel„ *Der Beginn menschlichen Lebens, Aspekte der jüdischen Medizinethik*“ spricht er die verschiedenen Probleme an, die sich durch neueste Biotechnologien ergeben.

Die jüdische Philosophie besagt, dass der Mensch von Gott einerseits die Fähigkeit zur Schöpfungskraft erhalten hat (vgl. Buch *Genesis*), andererseits ihm jedoch die Möglichkeit und Pflicht der Selbstzurückhaltung auferlegt worden ist. Dies bedeutet, dass der Mensch trotz seinen scheinbar grenzenlosen Wissbegierde und Forschungsdrang auch Verantwortung übernehmen muss für sein Tun.

Verantwortung bedeutet, voraussehen zu können, Schaden für eine Person oder künftige Generationen zu vermeiden und abzuwenden. Das menschliche Leben besitzt einen unendlichen Wert, der geschützt werden muss. Der Würdebegriff kann auf jeden Lebensmoment ausgedehnt werden. Aus diesem Grund ist Leben in jeder Lebensphase absolut schützenswert. Leben darf nicht nach einer Bewertungsskala beurteilt werden, denn dies würde ansonsten gegen den Gleichheitssatz verstoßen.[179] Anhand dieser Argumente könnte eigentlich geschlossen werden, dass embryonale Stammzellenforschung verboten sein müsste, doch das Gegenteil ist der Fall. Die embryonale Stammzellenforschung steht dafür, dass dem Menschen geholfen werden kann und dass dadurch viele Menschenleben gerettet werden können. Leben beginnt erst mit dem 40. Tag.

---

[178] Vgl. Reich in Körtner (2001), S.111.

[179] Vgl. Nordmann in Lebensanfang und Lebensende (2006), S. 9.

Aus diesem Grund ist die jüdische Medizinethik fähig, modernste Probleme zu lösen. Einem Zitat ist zu entnehmen:

„Die jüdische Medizinethik basiert auf einer jahrtausendalten Tradition und genießt dabei in weiten Kreisen hohes Ansehen, denn in Tat und Wahrheit sind viele der Problemkomplexe, die uns heute als völlig neu erscheinen, in Analogien bereits in der Thora oder im Talmud, den Quellen der jüdischen Tradition behandelt."[180]

Die Anwendung neuer Technologien kann Fluch und Segen mit sich bringen. Segen einerseits, da sie zum Guten gewendet wird und Fluch deshalb, da diese zu verantwortungslosem Missbrauch führen können. Die jüdische Philosophie ist neuen Technologien durchaus positiv eingestellt, vor allem wenn der potentielle Nutzen die Bedenken überwiegen könnte.[181] Dennoch darf beispielsweise das reproduktive Klonen nicht zur Norm werden:

„Cloning must never become the social norm of reproduction. It must remain an individual procedure and never be applied to produce 'groups' of humans with illusive, predeterminated genetic characteristics."[182]

Weltliche Rabbiner äußern sich in der Stammzellendiskussion sehr liberal. Menschliches Leben außerhalb des menschlichen Körpers der Mutter unterliegt keinerlei Schutzbestimmungen. Aus diesem Grund sind sie der embryonalen Stammzellenforschung gegenüber durchaus positiv eingestellt, da man sich dadurch Heilungschancen für eine große Anzahl von kranken Menschen erhofft.

Es wird nun folgendermaßen argumentiert: Der Präembryo, der in vitro gezeugt wird, besitzt kaum Rechte. Er besitzt gewissermaßen einen Sonderstatus. Er muss nicht geschützt werden, falls es zu keiner Implantation kommt. Weiters wird dem Embryo in verschiedenen Talmudstellen kein Schutz zugesprochen, da er bis zum 40. Tag nach der Befruchtung einen geringeren halachischen Schutz zugesprochen bekommt. (Halacha stellt ein jüdisches Glaubensgesetz dar).

Viele Rabbiner vertreten daher die Meinung, dass eine Abtreibung bis zum 40. Tag durchgeführt werden kann. Nach dem Rabbiner *Chaim David Halevi* ist

---

[180] Vgl. ebenda,S.5.

[181] Vgl. ebenda, S.11.

[182] Vgl. Revel (1998), S.190.

es gerechtfertigt, einen Präembryo zu zerstören, wenn er nicht weiter verwendet werden darf. Er ist sowieso nicht lebensfähig, da er sich außerhalb des Mutterleibs befindet und darüber hinaus kann er sich nicht 40 Tage lang entwickeln.

Die These aus halachischer Sicht lautet daher, dass ein Präembryo, welcher nicht mehr in den Uterus der Mutter eingesetzt werden kann, zu Forschungszwecken verwendet werden darf. Zu diesem Entschluss kommt das Bioethik *"Advisory Committee"* der israelischen *"Academy of Science and Humanities."* Das Komitee ist der Meinung, dass das therapeutische Klonieren gerechtfertigt ist, da beim nuklearen Transfer kein Embryo im herkömmlichen Sinn entstehen würde.[183]

Weiters ist es aus halachischer Sicht gerechtfertigt, auch aus abgetriebenen Föten Stammzellen zu entnehmen. Der Personenstatus beginnt im Judentum erst mit der Geburt. Ungeborenes Leben ist dennoch zu jeden Zeitpunkt als menschliches Leben zu betrachten. Die für die jüdische Philosophie wichtige Unterscheidung liegt nun darin begründet, dass:

> *„Der Sonderstatus des Präembryo, der sich außerhalb des Mutterleibs befindet und nicht mehr implantiert werden kann, darf keineswegs als generelle Abwertung von ungeborenem menschlichem Leben betrachtet werden."*[184]

Zum Thema Klonieren ist folgendes festzuhalten: In der Anwendung der Klontechnik wird nicht das Verbot gesehen, mit dem göttlichen Willen zu interferieren.

5.3. Islamische Überlegungen zu der Frage nach Lebensanfang

Ilhan Ilkilic spricht sich in seinem Artikel *„Wann beginnt das menschliche Leben?"* auch für die embryonale Stammzellenforschung aus. Im Koran ist nicht einheitlich festgelegt, wann die Beseelung des Menschen beginnt. Hierzu gibt es unterschiedliche Antworten. Eine *Hadithe* meint, dass der Embryo zunächst ein kleiner Fleischklumpen ist, welchen dann Gott die Seele einhaucht. Eine andere *Hadithe* geht davon aus, dass der Embryo zu einem anderen Zeitpunkt beseelt wird. In diesem Fall erlangt der Embryo seine Seele nach dem 40. Tag der Einnistung. Weiters kann eine Verbindung zum Judentum hergestellt werden.

---

[183] Vgl. Nordmann in Lebensanfang und Lebensende (2006), S13.

[184] Vgl. ebenda, S.14.

„Für alle oben genannten Entwicklungsstadien bis hin zur Einhauchen der Seele, also vom Wassertropfen (nufta) zum Embryo (alaqa); bis hin zum Fötus (mugda), werden jeweils 40 Tage berechnet. Insgesamt sind es somit 120 Tage bis zum Zeitpunkt der Beseelung. Berücksichtigt man andere Hadithe, so gelangt man indirekt zu anderen Zeitpunkten (z.B. 40., 42., 45. oder 80. Tag) für die Beseelung.“[185]

Im Islam basieren die moralischen Regelungen gegenüber dem Embryo auf strafrechtlichen und familienrechtlichen Überlegungen. *Al-Ghazali* meinte beispielsweise, dass die Tötung des Embryos ein Verbrechen darstellt, dessen Ausmaß mit dem Alter des Embryos zunimmt. Die Frage nach dem moralischen Status entscheidet er nur in gradueller, nicht in kategorischer Hinsicht. Er spricht sich aus diesem Grund für den Schutz der befruchteten Eizelle aus, unabhängig von ihrer körperlichen Entwicklung und dem Zeitpunkt der Beseelung. Die Tötung des Embryos stellt für ihn ein Verbrechen dar.[186]

Dennoch gibt es wiederum liberalere Einstellungen auch im Islam. Bezüglich der embryonalen Stammzellenforschung erscheint die verbrauchende Embryonenforschung nicht ungesetzlich. Die verbrauchende Embryonenforschung wird mit der Abtreibung gleichgesetzt, welche in den islamischen Ländern auch gesetzlich erlaubt ist. *Isam Ghanem* meint:

„Embryo Research is [...] legal under Islamic Jurisprudence provided the foetus is under 120 days old and provided both the mother and husband together consent to such research.“[187]

5.4. Keine Embryonenforschung aus christlicher Sicht

Aus christlicher Perspektive, welche in den Ländern Deutschland und Österreich sowie Irland Malta und Polen vertreten wird, ist die Personenwürde mit der Trinität gleichzusetzen.

So lauten die Argumente des verstorbenen Papstes *Karol Wojtyla*, welche in seinem Werk *„Über die Königswürde des Menschen“* nachzulesen sind. Darin stellt er fest, dass der Mensch eine Person ist, die über allen anderen Lebewesen

[185] Vgl. Ilkilic in Lebensanfang und Lebensende (2006), S. 148.

[186] Vgl. Ilkilic in Lebensanfang und Lebensende (2006), S.148.

[187] Vgl. Lebensanfang und Lebensende (2006), S.150.

steht. Dem Menschen wird eine eigene Stellung im Makrokosmos (Weltall) zugewiesen und seine natürliche Größe wird durch den Willen Gottes bestimmt. Der Mensch fühlt sich in der Natur überlegen. Aus diesem Grunde kann er sie verändern und über sie im gewissen Sinne bestimmen. Er wird daher homo technicus und homo oeconomicus genannt. Der Mensch verändert die Natur durch unaufhörliche Erfahrung. Das Personsein manifestiert sich folgendermaßen:

> *„Jeder einzelne Mensch überprüft sein Anderssein und seine Überlegenheit gegenüber allen anderen Geschöpfen, unabhängig davon, wie sehr er sich durch seine physischen oder geistigen Schwächen benachteiligt fühlt. In diesem Fall bestätigt sich jene Überlegenheit und natürliche Würde der Person gewissermaßen durch den Gegensatz. Auch die ganze Menschheit erlebt sie in einer unaufhörlichen Erfahrung: in der Erfahrung von Geschichte, Kultur, Technik, geistiger Leistung und Produktion. Die Folgen menschlichen Handelns in den verschiedensten Gemeinschaften bestätigen sie.“* [188]

5.5. Humanität

K. Küng geht ebenfalls vom theologischen Standpunkt aus. Er meint, dass die Kirche das Gewissen der Menschheit darstellt. Die Kirche hat immer schon gelehrt, dass menschliches Leben von Anfang an zu achten ist. Sie wird sich daher immer gegen die verschiedensten Biotechnologien und die embryonale Stammzellenforschung wenden. Eines der Argumente liegt darin begründet, das sie die Hoffnung auf Heilungschancen ablehnt, da kein anderes Lebewesen zu verschiedenen Zwecken missbraucht werden darf. All diese Verfahren verstoßen gegen die Menschenwürde, denn sie bergen Termini wie Selektion und Eugenik in sich. Weiters verstößt die PID gegen das Gebot, zu töten und es dürfen keine Abtreibungen gebilligt werden, wenn der Fötus Missbildungen aufweist. Der Standpunkt der Kirche lautet daher:

> *„Die Kirche hat die Aufgabe, ganz besonders für die Schwachen und Wehrlosen einzutreten. Das sind heute die noch nicht geborenen, die behinderten kranken und alten Menschen.“*[189]

Das Problem der Molekularbiologie liegt darin begründet, dass sie nicht mehr den Menschen als Solchen sieht, sondern lediglich das Erbgut, welches es zu

---

[188] Vgl. Woytila (1979), S. 44.

[189] Vgl. Küng, K. (2002) in Lederhilger, S.157

manipulieren gilt. *Küng* meint weiters, dass man nur noch die Behinderung eines Fötus oder Embryos sieht und nicht das Schicksal des Betroffenen und der Eltern, welches zu bewältigen gilt. Vor allem in den westlichen Industrieländern kommt es zu einer Verflachung der Gesinnung, denn die Menschen verlassen sich zu sehr auf den medizinisch-technischen Fortschritt. Er versucht die religiösen Aspekte in den Vordergrund zu rücken:

> „*Die Kirche freut sich über eine Forschung, die zum Wohl des Menschen beiträgt, sie begrüßt und fördert sie. Sie wird aber nur dann ein Segen sein, wenn sie die ethischen Grundsätze beachtet.*“[190]

Zu den Aussagen von *K. Küng* sei angemerkt, dass sich der Mensch immer mehr von sich selbst und seinen Bedürfnissen entfremdet. Menschlichkeit und Humanität werden durch Perfektionismus zu überbrücken versucht.
Das Problem, welches der Mensch zu umgehen versucht, liegt jedoch in seiner eigenen Sterblichkeit begründet. Der Mensch ist selbst ein Wesen der Natur und der technische Fortschritt wird ihn eines Tages überfordern.
Die Kirche leistet insofern viel, da sie auf die Wurzeln des Menschen zurückgeht und auch auf Schwächer gestellte Rücksicht nimmt. Hierin liegt die Menschlichkeit begründet, welche das moralische Handeln bewirkt. Zum medizinischen Fortschritt sei noch angemerkt, dass dieser viele neue Errungenschaften mit sich bringt. Die Kirche nimmt daher eine wichtige Position ein, auf Gefahren hinzuweisen, welche sich daraus ergeben können.

---

[190] Vgl. Küng, K. (2002) in Lederhilger, S.158.

6. *Die dritte industrielle Revolution*

6.1. Gefahren in Medizin und Technik

J. Habermas argumentiert, dass der Mensch im biologischen Sinne unfertig geboren ist. Es bedarf erst der Individualisierung durch die Gesellschaft. Dies geschieht durch die Kommunikation mit anderen Menschen. Jedem Menschen kommt Würde zu, gleich welche Position er im Leben einnimmt (dies ist in den Menschenrechten verankert).

Er kritisiert jedoch den rasant zunehmenden technischen Fortschritt in der Medizin und Technik. Mensch und Maschine verschmelzen gewissermaßen zu einer Produktionsanlage. Diese ist ständiger Reparatur und Verbesserung unterworfen. All diese überlegenen Maschinen sollen die Engpässe der menschlichen Vernunft überbrücken. Die Subjektivität und Individualität des menschlichen Wesens geht zunehmend verloren.

Hier sei auf die verschiedenen Anthropotechniken verwiesen. *J. Habermas* möchte jedoch vor allem das Machtdenken der Naturwissenschafter hervorheben, welche die Grenzen des Machbaren zu überschreiten versuchen. Dies ist ihnen größtenteils schon gelungen. Hier sei beispielsweise auf die Entschlüsselung des menschlichen Genoms verwiesen. In einem Zitat heißt es:

> „*Die Manipulation der Zusammensetzung des fortschreitend entschlüsselten menschlichen Genoms und die Erwartung mancher Genforscher, alsbald die Evolution selbst in die Hand nehmen zu können, erschüttern immerhin die kategorial Unterscheidung zwischen Subjektivem und Objektivem, zwischen Naturwüchsigem und Gemachtem in solchen Regionen, die unserer Verfügung bis jetzt entzogen waren. Es geht um biotechnische Entdifferenzierungen von tief verwurzelten kategorialen Unterscheidungen, die wir in unseren Selbstbeschreibungen bisher als invariant unterstellt haben.*“[191]

An dieser Stelle sei jedoch angemerkt, dass es ein wichtiger Schritt für die Wissenschaft war, das menschliche Genom zu entschlüsseln, um sich bezüglich verschiedener Gendefekte Klarheit zu verschaffen.

---

[191] Vgl. Habermas (2001), S. 91.

Durch die Programmierung des menschlichen Genoms kann es zur Entwurzelung der menschlichen Natur kommen, so *J. Habermas*. Das gattungsethische Selbstverständnis des Menschen kann verändert werden, da dieses an seiner Individualität einbüßt. Dadurch könnte es zu einer neuen eigentümlich asymmetrischen Beziehung zwischen Personen kommen. Zur Embryonenforschung meint er, dass der Embryo als zweite Person betrachtet wird, die er einmal sein wird.[192]

Ich möchte jedoch hier anmerken, dass wissenschaftliche Erkenntnisse sehr wohl wichtig sowohl im medizinischen als auch im gesellschaftlichen Bereich sind, um den menschlichen Körper und seine Funktionen besser zu verstehen. Heute ist es Gang und Gebe Retortenbabys herzustellen oder Gendefekte noch während der Schwangerschaft zu heilen. Man darf sich daher nicht gegen den Fortschritt verschließen und die Individualität des Menschen anzweifeln. Es handelt sich lediglich um eine Aufdeckung der menschlichen DNA, um unsere Identität festzustellen und diese von anderen DNAs abzugrenzen. Forschung besitzt daher Freiheit, sie braucht jedoch auch Kontrolle. *J. Habermas* argumentiert in gewissem Sinne ambivalent, wie der folgenden Aussage zu entnehmen ist.

Er meint, dass es einen Toleranzspielraum der liberalen Eugenik geben sollte, in welcher die Grenzziehung zwischen der negativen und der verbessernden Eugenik gezogen werden sollte. Er unterscheidet weiters noch die negative und die positive Eugenik. Negative Eugenik bedeutet, dass im Zuge der biotechnischen Fortschritte der erblich belastete Embryo ausgesondert wird. Es kommt zur Prävention in Bezug auf genetische Defekte, um Erbkrankheiten auszumerzen. Bei der positiven Eugenik geht es darum, das genetische Erbmaterial zu verbessern. Dies geschieht im Sinne der Keimzellentherapie.

Die liberale Eugenik versucht eine Grenze zwischen therapeutischen und verbessernden Eingriffen nicht anzuerkennen, aber überlässt die Auswahl der Ziele merkmalsverändernder Eingriffe den individuellen Präferenzen von Marktteilnehmern.[193] Das Programm der liberalen Eugenik kann nur darüber hinwegtäuschen, wenn es die biotechnische Entdifferenzierung von Handlungsformen nicht beachtet.

---

[192] Vgl. Habermas (2001), S.78.

[193] Vgl. Habermas (2001), S.38-39.

Zusammengefasst kann gesagt werden, dass sich die Selektionsentscheidung am wünschenswerten Genom des Menschen orientiert. Die Wissenschaftler übernehmen daher große Verantwortung für die Menschheit.

6.2. Naturwissenschaften vs. moralische Würdebegriff

Aus naturwissenschaftlicher Sicht kann der Würdebegriff des Menschen nicht fundiert werden. Der Mensch stammt nach der Evolutionstheorie vom Affen ab und nicht, wie es in der Bibel steht, von Adam und Eva. Die Erschaffung der Welt stellt ein Mysterium dar, welches gar nicht angezweifelt werden soll. Die naturwissenschaftliche Perspektive versucht, die Theologie zu überbrücken, da sie Beweise für die Entstehung der Welt liefert. Diese Beweise, so wird argumentiert, gibt es in der Theologie nicht.

Aus naturwissenschaftlicher Sicht ist es daher erlaubt, zum Wohle des Menschen zu forschen und besonders im medizinischen Bereich weitere Fortschritte zu erzielen. Die Naturwissenschafter sehen im Embryo nur einen Zellhaufen, welcher ohne Implantation nicht lebensfähig ist. Daher kommen hier auch keine ethischen Fragestellungen auf. Einer der Vertreter dieser Sichtweise ist *F. Wuketits*. Er erklärt Würde in unterschiedlicher Weise. Würde erscheint als subjektives Recht, welches jedoch nicht allen Menschen gleichermaßen zukommt. Hier sei auf die verschiedenen Ereignisse in der Geschichte und im täglichen Weltgeschehen verwiesen.

Der Würdebegriff wird daher zu unterschiedlichen Zeiten vielfältig verwendet. Er führt das Beispiel mit *A. Hitler* an. Diesem kam zu seiner Zeit große Würdigung seiner Volksmassen zu, heutzutage wird sein Handeln verdammt.[194]Es sei jedoch angemerkt, dass jedem Menschen der Würdebegriff zukommt, auch wenn dieser aus moralischer Begründung nicht gerechtfertigt erscheint. Der Würdebegriff ist mit dem Menschsein verbunden.

Weiters äußert sich *Wuketits* zur Euthanasiedebatte. Es macht keinen Sinn, todkranke Menschen weiter am Leben zu erhalten, nur damit sie ‚leben'. Dies ist ein religiöses Argument, doch die Würde des Menschen verliert sich dadurch, so *Wuketits*.[195]

---

194 Vgl. Wuketits (2006), S. 54.

195 Vgl. ebenda, S. 54.

F. Wuketits führt daher das Beispiel mit einem alten Menschen an, welcher sich dem Ende seiner Tage nähert und bei dem elementare physische Prozesse nicht mehr funktionieren. Er ist daher tagtäglich auf fremde Hilfe angewiesen und fühlt sich für seine Mitmenschen als Belastung.[196]

Natürlich kann diesem alten Menschen auch würdevolle Behandlung zukommen, doch seine Autonomie ist eingeschränkt. *A. W. Bauer,* welchen *F. Wuketits* erwähnt, meint bezüglich der Autonomie, dass der Mensch ein selbstbestimmtes Leben führen möchte. Dies stellt ein moralisches Grundpostulat dar. Das Problem liegt nun darin begründet, dass die meisten Menschen nicht autonom und selbstbestimmt sterben können, da sie an eine Beatmungs- und Wiederbelebungsmaschine angeschlossen sind. Ihr Leben wird daher künstlich aufrechterhalten. Dadurch kann der Schluss gezogen werden, dass auch ihre Würde, nämlich würdevolles Sterben auf natürlichem Weg, verletzt wird.

Die Definition von Würde als innerem Wert ist zu abstrakt definiert, denn man muss erst abklären, was unter dem inneren *Wert* grundsätzlich verstanden wird. Wenn man jedem Menschen einen inneren Wert zuordnet, gleich ob KZ- Häftling, Massenmörder oder ob jemand in der Todeszelle auf seine Hinrichtung wartet, wird dieser innere Wert relativiert, so *Wuketits*. Wenn man die Würde als Gattungsmerkmal annimmt, dann wäre der Begriff zu allgemein und seines konkreten Sinns entehrt.[197] Diesem Argument möchte ich widersprechen, da Würde keine Beschränkungen kennt und der menschlichen Gattung als Solcher zukommt.

F. Wuketits meint nun, dass die menschliche Würde auf Doppelmoral basiert. Die Würde kommt zwar allen Menschen gesetzlich zu, doch sie wird nicht immer verwirklicht. Weiters äußerte er sich zur Frage der Geburtenkontrolle folgendermaßen. Er widerspricht dem katholischen Prinzip aus Genesis 1,1 *„Seid fruchtbar und vermehret euch."*

Bezüglich Stammzellen sollte unterschieden werden, welche entnommen werden dürfen; nämlich die aus abgetriebenen Föten oder solche aus bereits toten Embryonen/Föten.

---

[196] Vgl. ebenda, S. 54.

[197] Vgl. ebenda, S.55.

Stammzellenentnahme ist weiters weitgehend moralisch vertretbar, wenn die Eltern die Verwendung seiner Zellen erlauben. Kritisch ist die Situation jedoch, wenn eigens zu Forschungszwecken solche Zellen herangezüchtet werden. Embryonen im Dienste der Forschung zu züchten, sei eine Verschwendung, so *Wuketits.* [198]

Bezüglich der Differenzierung des Entwicklungspotentials eines Embryos ergeben sich einige Schwierigkeiten. *F. Wuketits* versteht darunter:

> „*Der Schutz frühester Embryonen ist unter moralischem Aspekt nur als Schutz eines Potentials sinnvoll; als Schutz nämlich der später geborenen Person, die aus einem Embryo entstehen kann.*“[199]

In diesem Fall wäre es unangebracht, so *Wuketits,* einen frühen Embryo schützen zu wollen, der dieses Entwicklungspotential nicht aufweist. Dies kann kein moralisches Gebot sein.

F. Wuketits befürwortet prinzipiell die embryonale Stammzellenforschung. Bei ihm überwiegt das Nutzenprinzip. Er meint, dass Embryonen, gleich in welchem Entwicklungsstadium sie sich befinden, als nicht schützenswert erachtet werden müssen. Hierzu folgendes Zitat:

> „*Ein zu Forschungszwecken erzeugter Embryo hat überhaupt keine Chance, sich zu einem fertigen Menschen zu entwickeln; das liegt nicht in der Absicht seiner Erzeuger, und er wäre unter anderen Umständen, auf natürlichem Weg, gar nicht entstanden.*“[200]

Zum Würdebegriff in den Naturwissenschaften sei angemerkt, dass dieser in redundanter Weise existiert. Er ist nicht so stark wie im Christentum verankert. Der Würdebegriff der Naturwissenschaften zeichnet sich durch Arterhaltungstrieb aus bzw. durch die Zusammenschließung zu Symbiosen und Rudeln, um zu überleben. Der soziale Charakter ist hier bereits ausgeprägt. Dennoch ist die Natur gnadenlos, da nur der Stärkste und Anpassungsfähigste überlegen kann (vgl. *Charles Darwins* Evolutionstheorie „*Survival of the fittest*“).

---

[198] Vgl. ebenda, S. 70.

[199] Vgl. ebenda, S. 71

[200] Vgl. ebenda, S. 71.

Ich denke, dass die Forschung nur für die Menschheit experimentieren sollte und ihre eigenen Methoden nicht gegen sich selbst richten sollte. Die Folgen dieser Experimente können nicht abgeschätzt werden.

6.3. Die Vermarktung menschlicher Zellen

Es erscheint zwar ethisch bedenklich, Menschen nicht zu helfen, welche embryonale Stammzellen benötigen würden, doch ein weiteres Problem verbirgt sich hinter der Vermarktung des Menschen. Der menschliche Embryo wird zum menschlichen Ersatzteillager degradiert. Es handelt sich hierbei um die Vorstufe von menschlichem Leben, welches zu Zwecken der Forschung und etwaiger Therapiemöglichkeiten verwendet wird.

Der Mensch machte sich sein technisches Know-How zu Gebrauch und forschte nach Möglichkeiten, die den Fluss des Rubikon überschreiten – die Frage nach der Vertretbarkeit von embryonalen Stammzellen und deren Zulässigkeit wurde laut.

Es ist nicht von der Hand zu weisen, dass embryonale Stammzellenforschung auf Kommerz ausgerichtet ist, um unter Umständen Menschen einmal helfen können. Durch die Gentechnik ist das Zeitalter der dritten industriellen Revolution ausgebrochen, denn es werden christliche Moralvorstellungen umgangen und menschliches Leben vermarktet.

Zur Vermarktung des Menschen sei erwähnt, dass dies in zweifacher Weise geschehen würde; einerseits durch das therapeutische Klonen und andererseits durch das reproduktive Klonen.[201]

Zeitungsartikel berichten über die Embryonendebatte, doch bis jetzt konnte noch nicht hinreichend gesetzlich geklärt werden, wie weit die Forschung gehen darf. Ein weiteres Problem liegt im Schleier des Nicht-Wissens begründet, von welchem *John Rawls* in seinem Werk *„Eine Theorie der Gerechtigkeit"* spricht. Darin geht es um Menschen, welche im Urzustand leben und durch die beiden Grundsätze der Gerechtigkeit, diese erzeugen können. Sie handeln nur in diesem Zustand gerecht, da sie sich im Schleier des Nicht-Wissens befinden. Hierin kennen sie deren gegenseitigen Interessen nicht und handeln daher nach gerechten Gesetzen.

---

[201] Vgl. Friedl (2003), S.57.

Wo findet sich nun eine Parallele zum Thema embryonale Stammzellenforschung? Diese liegt darin begründet, dass die Stammzellenforschung auch größtenteils hinter unserem Rücken geschieht. Niemand bekommt Einblicke ins Labor und die Wissenschaftler verschweigen sich meistens zu Interviews, da es sich um eine heikle Angelegenheit handelt. Weiters werden die Menschen in die Lage versetzt für oder gegen die embryonale Stammzellenforschung zu votieren, ohne sich auf eigene Interessen zu berufen. In diesem Fall würde keine embryonale Stammzellenforschung zugelassen werden, denn dadurch würden unterschiedliche Interessen verwirklicht. Das Problem liegt nun darin, dass die embryonale Stammzellenforschung jedoch auf Interessen beruht: einerseits von den Pharmafirmen, andererseits von den Patienten.

Wenn die embryonalen Stammzellen zugelassen werden sollten, dann müssen sie allen Menschen zugänglich sein. Es kommt daher die Frage nach der Verteilungsgerechtigkeit auf. Diese besagt, diese Zellen sowohl den Reichen, als auch den Armen zukommen zu lassen.

Kritiker befürchten, dass die Zellen nur den Reicheren von Nutzen sein werden, denn die Armen werden sie sich nicht leisten können. Dieses Denkmodell könnte sich als richtig erweisen, denn auch heute leben wir in einer Zweiklassen-Gesellschaft. Um nach der Theorie von *J. Rawls* zu gehen, wäre zu sagen, dass diese vor allem den Schlechtergestellten zugänglich sein sollten, um deren Lage und Situation zu verbessern.

Folgen der Zweiklassengesellschaft – Ungerechte Verteilung

Was geschieht mit den überzähligen Embryonen? Sollen in Zukunft nur noch schöne, starke, karrierefähige Menschen herangezüchtet werden? Wer bestimmt die Kriterien, wie ein Mensch aussehen muss und welche Eigenschaften er haben sollte, um in der Gesellschaft akzeptiert zu werden? All diese Fragen bergen ethische Schwierigkeiten in sich, denn dadurch entsteht erneut eine Zwei Klassengesellschaft: Die der perfekten Menschen, welche in der Gesellschaft akzeptiert werden und die der minderwertigen, welche man aufgrund ihrer mangelnden Fähigkeiten ausgrenzt.

Dies ist ethisch nicht vertretbar, da in der Natur des Menschen Fehler begründet sind. Die Natur hat in unseren Genen vorgesehen, dass wir nicht perfekt sind. Weiters sei erwähnt, dass die IVF sehr kostspielig ist. Dies bedeutet, dass Leben teuer vermarktet und verwaltet wird. *Peter Petersen* veranschaulicht seine Behauptung folgendermaßen: Um diese Zahl an Luxusindividualismus kennzeichnen zu können, muss man sich klar machen, dass man für die Aufwendung von

20 Lebendgeburten jährlich, um ca. 100.000 Euro ein sozialmedizinisches Zentrum errichten könnte, in welchem mongoloide Kinder betreut werden könnten.[202]

[202] Vgl. Peter Petersen in Evangelische Akademie (1986), S. 66

7. Schluss/Eigene Meinung

Es ist sehr schwierig für oder gegen die embryonale Stammzellenforschung zu argumentieren. Einerseits erhoffen sich schwerkranke Menschen Heilung, andererseits kann man über den moralischen Status von Embryonen nicht unbedenklich hinwegsehen.

Ich habe versucht, objektiv zu bleiben, obwohl ich mir wie im kaukasischen Kreidekreis von *Bert Brecht* vorkam. Dennoch besteht immer wieder ein Diskurs zwischen Verstand und Vernunft sowie zwischen Natur und Technik.

Es ist schwierig einen Konsens zu finden, welcher ethische Bedenken und medizinische Erfolge zu verbinden versucht. Die Medizin lieferte in der Neuzeit großartige Erkenntnisse. Krankheiten, welche früher unheilbar waren, können nun mittels ‚einfacher' Techniken problemlos behandelt werden. Auch der moralische Status der Medizin änderte sich. Im Mittelalter war es z.B. verboten, Leichen zu sezieren, da die Menschen der Meinung waren, man könne ihre ‚Seelenruhe' verletzen, doch heutzutage ist es Gang und Gebe, dass sich viele Idealisten der Wissenschaft verschreiben.

Der Status der Kirche änderte sich ebenso. Früher war es nicht erlaubt, gegen die Gesetze der Kirche zu verstoßen, doch durch die Aufklärung wurden die Menschen selbstbewusst und begannen, sich selbst moralische Gesetze und Regeln aufzulegen. Einer der Gründe hierfür war *I. Kants Aufklärung*, sich aus der selbstverschuldeten Unmündigkeit zu befreien. Gesellschaftsverträge sollten das friedliche Zusammenleben untereinander garantieren. Auf die strengen kirchlichen Regeln folgte das Selbstbestimmungsrecht der aufgeklärten, liberalen Bürger. *I. Kant* und sein kategorischer Imperativ begannen in den Mittelpunkt des Geschehens zu rücken. Weiters würde das Recht verschriftlicht und es entwickelten sich viele Gesetzesbücher wie das ALR oder das ABGB.

Der Mensch befreite sich von den religiösen Regeln und begann sich selbst in den Mittelpunkt zu stellen. Die Frage nach der Freiheit kam auf, doch was bedeutet diese?

Ist Freiheit grenzenlos oder werden wir durch die grenzenlose Freiheit wieder unfrei? All diese Fragen sind überlegenswert.

J. Rawls meinte beispielsweise, dass die Freiheit des Menschen am Wichtigsten ist, doch gleichzeitig betonte er, dass Freiheit um deren Willen auch eingeschränkt werden darf. Dies sollte dann der Fall sein, wenn dadurch die weniger Begünstigten mehr Freiheit erlangen würden. In einem Zitat hierzu meint er:

> *„Ist die Freiheit weniger umfangreich, so muss der repräsentative Bürger zum Ausgleich einen Freiheitsgewinn vorfinden; und ist eine Freiheit ungleich, dann muss die gesamte Freiheit der Menschen mit der geringeren Freiheit besser gesichert sein. In beiden Fällen erfolgt die Rechtfertigung vom Gesamtsystem der gleichen Freiheiten her. Diese Vorrangregeln wurden schon verschiedentlich erwähnt.“*[203]

Aus geisteswissenschaftlicher und soziologischer Sicht sind diese Fragen jedoch unbegründet. Die Naturwissenschaften, wie Biologie oder Medizin, argumentieren aus logischem Sinne. Sie verneinen die Freiheit des Menschen und den freien Willen als Solchen, da all unsere Handlungen neuronalen Verschaltungen unterliegen.[204] Es handelt sich hierbei jedoch um ein strittiges Thema, da es sowohl Befürworter als auch Gegner dieser Behauptung gibt.

Auch die Frage der embryonalen Stammzellenforschung muss nach dem Kausalitätsprinzip betrachtet werden. Wir fragen uns, wer wir sind, wer wir waren, von wo wir kommen und wie wir entstanden sind. Dieser Kreislauf kann zurückverfolgt werden, bis zur Urzelle. Dann kommt die entscheidende Frage: Woher kommt die Urzelle und durch welche Ursache wurde sie bewirkt? Diese Frage kann nicht eindeutig geklärt werden.

Viele Wissenschaftler lehnen aus diesem Grund das Kausalitätsschema ab, da keine plausible Antwort auf diese Frage gegeben werden kann. Die Urzelle kann aus wissenschaftlicher Sicht nur durch Zufälle entstanden sein, ebenso wie der Urknall.

Mit embryonalen Stammzellen zu forschen, bedeutet mit menschlichen Zellen zu experimentieren. Sind nun die Zellen als Solche schützenswert? Wie kann ihre Schutzwürdigkeit ausreichend begründet werden? Es handelt sich in diesem Fall nicht um eingenistete Keimzellen, da diese auf natürliche Weise verloren gehen.

In der embryonalen Stammzellenforschung ist es jedoch so, dass durch die *IVF* zu viele „totipotente Zellen“ entwickelt werden. Aus diesem Grund erscheint es

---

[203] Vgl. Rawls (1971), S. 276.

[204] Vgl. http://www.storyal.de/story2005/schwarm.htm, 26.050.08

fraglich, ob auch diesen Zellen Rechte zukommen sollen, im Sinne *I. Kants* Interpretation der Zeugung. Diese Embryonen sind dem Tode geweiht, da sie nicht mehr implantiert werden können. Daher ist die embryonale Stammzellenforschung in äußerster medizinischer Indikation gerechtfertigt.

Der Embryo ist nicht strafrechtlich als Solcher geschützt, da ihm das Person sein noch nicht zukommt. Das Person sein weist verschiedene Eigenschaften auf, wie Selbstbewusstsein Vernunft, Intelligenz usw. All diese Eigenschaften fehlen dem Embryo, da er sich zum Zeitpunkt der Zellentnahme auf einer niedrigen Entwicklungsstufe befindet.

Der Embryo verdient Schutzwürdigkeit, jedoch nicht im gleichen Sinne wie ein Mensch. Dies ist gesetzlich verankert (vgl. *Kopetzki)* und es geschieht tagtäglich, dass Embryonen vernichtet werden. Dies spricht jedoch nicht dagegen, dass menschliches Leben nicht geschützt werden sollte. Hier spielen die Menschenrechte herein. Der Präambel der *Allgemeinen Erklärung der Menschenrechte* (1948) ist zu entnehmen, dass allen Menschen die gleiche Würde zukommt. *G. Pöltner* meint, dass es sich hierbei nicht um kollektive Zuerkenntnis, sondern um Anerkenntnis des würdevollen Umgangs handelt. Die Würde des Menschen stellt einen Grundzug seines Wesens dar.[205]

Die Würde des Menschen darf nicht verletzt werden, dies ist bereits in den Grundrechten verankert. Die gesetzliche Lage verbietet oder erlaubt nun die embryonale Stammzellenforschung in unterschiedlicher Weise. Länder, welche die embryonale Stammzellenforschung zulassen, stellen die Forschungsfreiheit über die Schutzwürdigkeit von Embryonen.

Die Instrumentalisierung der Embryonen liegt nun darin, dass diesen das Lebensrecht abgesprochen wird, wenn sie nicht implantiert werden, doch es ist auch nicht ethisch vertretbar, Embryonen gegen den Willen von Frauen zu implantieren.

Die Gegensätze Recht auf Leben und Recht auf Heilung prallen bei der Embryonenforschung aneinander. Die Ethik steht dazwischen, denn sie versucht einen Konsens zu finden. Nach juristischen Standpunkten zählt das jetzige Leben mehr, als das Leben im Reagenzglas. Deshalb wird plädiert den hier lebenden und leidenden Menschen zu helfen.

---

[205] Vgl. Pöltner (2002), S. 49.

Die embryonale Stammzellenforschung wird trotz religiöser und ethischer Aspekte und Bedenken weitergehen. Die Forschung wird nicht aufgehalten werden können. Es sollte nicht die Frage aufkommen, welches Leben mehr zählt, sondern die Frage, ob menschliches Leben denn jemals mehr oder weniger zählen kann. Dies kann verneint werden.

Der moderne Mensch fühlt sich durch die vielen technischen Errungenschaften zunehmend überfordert, da er sich selbst nicht mehr richtig wiedererkennt. Es müssen daher die moralischen Grenzen beachtet werden, welche für eine Schutzwürdigkeit des Embryos plädieren. Wir leben in einem Zeitalter der schier unbegrenzten Möglichkeiten und dennoch müssen wir uns auf unsere Wurzeln berufen. Diese besagen, dass wir selbst einmal Embryonen waren.

Die Risiken der embryonale Stammzellenforschung sind sehr hoch, falls diese am Menschen zugelassen wird: Die technischen Fortschritte sind einerseits sehr wichtig, andererseits bergen sie jedoch auch Missbrauch und Folgeschäden in sich. Bei Erlaubnis könnte niemand mehr gegen Missbrauch vorgehen, auch wenn dies gesetzlich geregelt ist. Niemand könnte mehr die Grenzen des Nicht-Machbaren feststellen. Es könnten auch ethische Guidelines umgangen werden, um Machtstreben zu demonstrieren.

Ich denke, dass dem Menschen viele neue Möglichkeiten in der „*Schönen neuen Welt*“ eröffnet wurden, die jedoch nicht ungefährlich sind. Der Mensch kann sich leicht überschätzen, wenn er nicht zurück zu seinen Wurzeln kehrt und sich darauf besinnt, auch nur von einer Zelle, der Urzelle abgestammt zu sein.

Es gibt viele andere Methoden, Leben aufrecht zu erhalten und zu heilen. Dies muss nicht durch Züchtung fremder Zellen geschehen. Adulte Stammzellen stellen eine gute Alternative zu den embryonalen Stammzellen dar. In äußersten Notfällen, z.B. wenn keine andere Möglichkeit mehr besteht, den Patienten zu retten, dann sollten die überschüssigen Zellen Verwendung finden. Es sollte sich hierbei jedoch um Ausnahmen und nicht um Normen handeln.

Der Embryo gilt als das Subjekt der Menschenwürde, doch sein Recht auf Leben ist beschränkt – wie bereits oben ersichtlich (vgl. straffreie Abtreibung, Forschungsversuche usw.) und des das Recht auf Leben wird und wurde dadurch relativiert.

Abschliessend kann gesagt werden:
Die Pflicht des Arztes, einem schwer kranken Menschen zu helfen, sollte zwar dem aktuellen Leben die optimalsten Chancen bieten, jedoch auch nicht vergessen, dass potentielles Leben auch Chancen haben sollte, am Leben erhalten zu bleiben. Der Wert des Lebens und des werdenden Lebens darf nicht in Vergessenheit geraten.

8. Literaturverzeichnis

Aristoteles (2003) *Nikomachische Ethik.* Übersetzt und Nachwort von Franz Dirlmeier. Philipp Reclam Jun., Stuttgart.

Bader, Erwin (2005) *Spiritualität der Gerechtigkeit.* Hg von Neumeier, Sedmak und Zichy (2005) In: Philosophische Perspektiven. Beiträge zum VII internationalen Kongreß der österreichischen Gesellschaft für Philosophie. Ontos Verlag, Frankfurt am Main.

Baumanns, Eva (2004) (Hg.) *Weltanschauliche Offenheit in der Bioethik.* Duncker & Humbolt-Verlag, Berlin.

Baumanns, Peter (2004) *Kant und die Bioethik.* Königshausen & Neumann Verlag, Würzburg.

Brasser, Martin (1999) *Person. Philosophische Texte von der Antike bis zur Gegenwart.* Philipp Reclam Verlag, Stuttgart.

Damschen, G./ Schönecker D. (2003) *Der moralische Status menschlicher Embryonen. Pro und Contra Spezies-, Kontinuums-, Identitäts- und Potentialitätsargument.* De Gruyter Studienbuch, Berlin, New York.

Düwell, Markus/ Steigleder, K. (2003) *Bioethik. Eine Einführung.* Suhrkamp Taschenbuch Verlag, Stuttgart.

Friedl, Marco (2003) *Die dritte industrielle Revolution? Kommunikationswissenschaftliche Diskursanalyse anhand der deutschen Genomdebatte.* Diplomarbeit. Wien

Geyer, Christian (2001)*Biopolitik.* Edition Suhrkamp, Frankfurt am Main.

Graf, Roland (1999) *Ethik in der medizinischen Forschung rund um den Beginn des menschlichen Lebens.* Wissenschaftliche Buchgesellschaft, Darmstadt.

Habermas, Jürgen (2001) *Die Zukunft der menschlichen Natur. Auf dem Weg zu einer liberalen Eugenik.* Suhrkamp Verlag, Frankfurt am Main.

Hengstschläger, Markus (2001)*Das ungeborene menschliche Leben und die moderne Biomedizin. Was kann man, was darf man?* Wilhelm Maudrich Verlag, Wien, München, Bern.

Hoerster, Norbert (2002) *Ethik des Embryonenschutzes. Ein rechtsphilosophischer Essay.* Philipp Reclam jun, Stuttgart.

Höffe, Ottfried (2002) *Lexikon der Ethik*, 6. Neubearbeitete Auflage, Becksche Reihe München.

Hügli, Anton/ Lübcke, Poul (2000) *Philosophielexikon. Personen und Begriffe der abendländischen Philosophie von der Antike bis zur Gegenwart.* Rowohlts Enzyklopädie Rororo, Reinbek bei Hamburg.

Irrgang, Bernhard (2005)*Einführung in die Bioethik.* UTB, W. Fink, München.

Kant, Immanuel (1961) *Kritik der praktischen Vernunft.* Philipp Reclam jun., Stuttgart.

Kant, Immanuel (1977) *Metaphysik der Sitten.* Hg von Wolfgang Wieschedel, Suhrkamp Taschenbuch Verlag, Frankfurt am Main.

Kopetzki, Ch./Meyer H. (2002)*Biotechnologie und Recht. LBI für Gesetzgebungspraxis* und *Rechtsanwendung.* Bd. 11, Manz Verlag, Wien.

Körtner, Ulrich / Kopetzki, Christian (2003), (Hg.) *Embryonenschutz-Hemmschuh für die Biomedizin?* Manz Verlag, Wien.

Körtner Ulrich H.J./Virt, Günther et al. (2006 *Lebensanfang und Lebensende in den Weltreligionen.* Neukirchener Verlag, Neukirchen-Vluyn.

Körtner, Ulrich H.J. (2001) *Unverfügbarkeit des Lebens. Grundfragen der Bioethik und der medizinischen Ethik.* Neukirchener Verlag, Neukirchen-Vluyn.

Krejci Heinz /Pieler, Peter (2005/2006) *Privatrecht.* Manz Verlag, Wien.

Kunzmann, Peter et al. (1991)*DTV Atlas der Philosophie.* Deutscher Taschenbuch Verlag, München.

Lederhilger, Severin, J. (Hrsg.) *Laßt uns Menschen machen. Theologie und molekulare Medizin.* Peter Lang Verlag, Frankfurt am Main.

Luf, Gerhard (2005/06)*Grundfragen der Rechtsphilosophie und Rechtsethik.* Manz-Verlag, Wien.

Marquard, Odo/ Staudinger, Hans Jürgen (Hrsg.) (1987) *Anfang und Ende des menschlichen Lebens. Medizinische Probleme.* Wilhelm Fink/ Ferdinand Schönigh Verlag,o.O.

Pauer-Studer, Herlinde (2003) *Einführung in die Ethik*, UTB, Wien.

Pieper, Annemarie (2003) *Einführung in die Ethik.* 5. Auflage. UTB. A.Francke-Verlag, Tübingen und Basel.

Pöltner, Günther (2002) *Grundkurs Medizinethik.* Facultas, Wien.

Raschauer, Bernhard (2005/06) *Öffentliches Recht.* Manz-Verlag, Wien.

Rawls, John (1979) *Eine Theorie der Gerechtigkeit.* Suhrkamp Taschenbuch Verlag, Frankfurt am Main.

Ritter, Joachim (1974) *Historisches Wörterbuch der Philosophie*, Bd. 3. Unter Mitwirkung von 700 Mitarbeitern. Wissenschaftliche Buchgesellschaft, Darmstadt.

Ritter, Joachim (1989) *Historisches Wörterbuch der Philosophie*, Bd. 7. Unter Mitwirkung von 700 Mitarbeitern. Wissenschaftliche Buchgesellschaft, Darmstadt.

Sass, Hans-Martin (1989) *Medizin und Ethik.* Philipp Reclam jun., Stuttgart.

Spaemann, Robert (1987) *Die Unantastbarkeit des menschlichen Lebens.* Zu ethischen *Fragen in der Biomedizin. Instruktion der Kongregation für die Glaubenslehre. Mit einem Kommentar von Robert Spaemann.* Herder Verlag, Freiburg, Basel und Wien.

Schweitzer, Albert (1966) *Ehrfurcht vor dem Leben. Grundtexe aus fünf Jahrzehnten.* Im Auftrag des Verfassers herausgegeben von Hans Walter Bähr. Ch. Beck Verlag, München.

Tschöpe, Verena (2002) *Stammzellenforschung. Ein aktueller Überblick über die Rechtslage und den Stand der Diskussion in den Mitgliedstaaten der Europäischen Union.* Europa Kontakt Informations- und Verlagsgesellschaft, Berlin.

Wallner, Jürgen (2007) *Health Care zwischen Ethik und Recht.* Mit einem Geleitwort v. Gerhard Luf, Facultas Verlag, Wien.

Woytila, Karol (1997) *Von der Königswürde des Menschen.* Hg. Von Juliusz Strynowski. Vorwort von Kardinal König, Erzbischof von Wien. Seewald Verlag, Stuttgart.

Wuketits, Franz M (2006) *Bioethik. Eine kritische Einführung.* Becksche Reihe, München.

Zeitungsartikel/Texte

Kronen Zeitung: *Neue Stammzellen aus Fruchtwasser*, S. 6, 09.01.07

Birnbacher, Dieter *Forschung an embryonalen Stammzellen – ethische Fragen,* 1.03.07.

Salzburger Nachrichten: *Kuhmenschen,* S. 19, 08.11.06

Revel, Michel (1998)_*Reproduction by cloning a new ethical challenge.* halacha

Quellen aus dem Internet:

http://www.lexexakt.de/glossar/stammzellen.php, 25.5.08

http://www.drze.de/themen/blickpunkt/Stammzellen/index_html, 28.06.06.

http://de.wikipedia.org/wiki/Stammzelle, 25.5.08

http://science.orf.at/science/koertner/2902, 16.02.07

http://science.orf.at/science/news/18921, 25.5.08

http://www.drze.de/themen/blickpunkt/Stammzellen, 25.5.08

http://de.wikipedia.org/wiki/Morula,5.05.07.

http://www.gruene-bundestag.de/cms/themenspecial-bioethik/dok/71/71672.pdf, 4.04.07.

http://www.innovations-report.de/html/berichte/medizin_gesundheit/bericht-19371.html, 25.05.08

http://www.hss.de/downloads/Folien_Vortrag_Bauer.pdf, 4.04.07.

http://www.ekd.de/gesellschaft/vortraege-huber_010911.html, 06.05.07.

http://www.drze.de/themen/blickpunkt/Stammzellen/index_html,28.06.06.

http://www.wdr.de/themen/forschung/1/stammzell_import/index.jhtml, 1.03.07.

http://www.drze.de/themen/blickpunkt/stammzellen/index_html, 28.06.06.

http://science.orf.at/science/news/25584, 25.5.08

http://www.kup.at/kup/pdf/5210.pdf

http://www.storyal.de/story2005/schwarm.htm, 26.050.08

http://de.wikipedia/wiki/totipotenz, http://de.wikipedia/wiki/pluripotenz,

http://de.wikipedia/wiki/mulitipotenz

Michael Fischer / Reinhard Kacianka (Hrsg.)

Tabus und Grenzen der Ethik

Frankfurt am Main, Berlin, Bern, Bruxelles, New York, Oxford, Wien, 2007.
298 S., zahlr. Abb. und Tab.
Ethik transdisziplinär. Herausgegeben von Michael Fischer. Bd. 7
ISBN 978-3-631-54747-2 · br. € 49.20*

Es ist bemerkenswert, dass Tabus und Grenzfragen der Ethik, die ja in Medizin- und Bioethik, Wirtschafts-, Rechts- und Sozialethik so häufig verdrängt werden, vorwiegend im Bereich der Künste und der Religionen thematisiert, verbildlicht, inszeniert und analysiert werden. Beiden Bereichen gelingt es, die existentielle Betroffenheit des Menschen bloßzulegen, die Fragen zu radikalisieren und das Paradoxe als Ort der Kreativität und des Sinns zu entdecken. Die fundamentalistischen Religionen hingegen missbrauchen ihre alten Mythen und Erzählungen, um ein Sklavenreich der Heiligen und Guten um sich zu scharen. Das Glück des Jenseits und der Horror des Diesseits ereignen sich auf derselben Bühne – ein Gedanke, der der Kunst nicht so fern ist. Denn, so Peter Ruzicka, die Kunst und das Kunstschaffen müssen im Gegensatz zu den Religionen stets ihr Widerstandspotential aktualisieren, um die Antizipationen einer besseren Welt vor Augen zu führen. Dies setzt auch einen offenen Umgang mit den Tabus und Grenzen des Menschen als ethische Verpflichtung voraus.

Aus dem Inhalt: Sprachgebrauch und Begriffswelt der Tabus · Tabuisierungen als Form der Grenzziehung und Vermittlung der radikalen existentiellen Fragen der Menschen

Kolibri 360 GmbH
Ferdinand-Jühlke-Straße 7
99095 Erfurt, Deutschland
produktsicherheit@kolibri360.de

Druck:
CPI Druckdienstleistungen GmbH
im Auftrag der
Kolibri 360 GmbH
Ferdinand-Jühlke-Str. 7
99095 Erfurt